« Médecine au Quotidien »
Collection dirigée par Robert Askenasi

Adressez les commandes à votre libraire ou directement à

Éditions L'Harmattan

5,7 rue de l'École Polytechnique
F - 75005 Paris
Tél : 00[33]1.40 46 79 20
Fax : 00[33]1.43 25 82 03
commande@harmattan.fr
http://www.editions-harmattan.fr

ISBN : 978-2-8066-3750-5 D/2021/9202/22

Grand'Place, 29
B-1348 Louvain-la-Neuve

www.eme-editions.be

Philippe Paulet

Les « grandes premières » en chirurgie digestive

EME ÉDITIONS

Avant-propos

Ils ne savaient pas que c'était impossible
alors ils l'ont fait.

Mark Twain

Encensée pour son efficacité dans l'antiquité gréco-latine et dans le monde arabe, ouvertement méprisée pendant tout le Moyen Âge qui subit avec abnégation les doctes verbiages des médecins, réhabilitée au cours des XVIIe et XVIIIe siècles pour triompher au XIXe, la chirurgie a été alternativement la plus honorable et la plus discréditée des spécialités médicales.

Les procédés de momification de l'Égypte ancienne, les premières autopsies pratiquées par l'école d'Alexandrie au IIIe de notre ère, les descriptions anatomiques innovantes des universités dans la deuxième moitié du Moyen Âge, l'autorisation officielle des autopsies au XVIe siècle et les balbutiantes découvertes du fonctionnement des organes à partir du siècle suivant avaient progressivement conduit à une représentation précise des viscères et partielle de leur fonctionnement.

Malgré la précision de ces précieuses connaissances, l'accès à la cavité abdominale se refusait toujours aux barbiers et aux chirurgiens dont la pratique restait limitée aux organes externes, aux traumatismes et aux fractures. L'impuissance à traiter les maladies digestives continuait à mettre à rude épreuve l'impatience des praticiens et la résignation des malades.

Le XIXe siècle va tout changer. Trois découvertes médicales capitales vont révolutionner la chirurgie. L'anesthésie générale innovée par Horace Wells en 1844, l'antisepsie prônée par John Lister en 1867 et enfin l'asepsie ouvrent, dans la deuxième moitié du siècle, la cavité abdominale à la main des chirurgiens jusque là incapables d'espérer les interventions longues ou difficiles auxquelles ils rêvaient depuis longtemps mais qui leur étaient interdites. Ils rivalisent dès lors d'audace autant que de dextérité. Les douleurs postopératoires sont calmées par la morphine, isolée du pavot en 1816 par un jeune pharmacien allemand, Friedrich Wilhelm Sertürner (1783-1841) et dénommée morphium en mémoire de Morphée, le dieu des songes. La découverte des rayons X par Conrad Roentgen en 1895 ouvre des perspectives diagnostiques insoupçonnées. Au XXe, les progrès de l'hygiène, la découverte des antibiotiques et la compréhension des mécanismes physiologiques régissant l'hémostase et l'immunité font chuter la mortalité postopératoire de façon spectaculaire.

L'endoscopie s'invite à son tour à la table d'opération. En 1901, un médecin allemand de Dresde, Georg Kelling (1866-1945) examine pour la première fois la cavité abdominale d'un chien, préalablement gonflée d'air. Il utilise un cystoscope imaginé en 1876 à l'université de Berlin par Maximilian Carl-Friedrich Nitze (1848-1906) et dérivé de celui mis au point en 1806 par Philippe Bozzoni (1873-1809), un médecin allemand d'origine italienne. Avec Kelling, la voie est désormais ouverte à la laparoscopie exploratrice, exploration « a minima » de la cavité abdominale chez l'homme. Mais l'accès aux organes internes reste strictement réservé au diagnostic. En 1980, Philippe Mouret (1938-2008), chirurgien libéral de la clinique de la sauvegarde à Lyon, suggère et défend farouchement, contre l'avis de ses confrères incrédules, la possibilité d'opérer sans ouvrir l'abdomen. On connaît l'essor spectaculaire de la cœlioscopie opératoire par la suite.

Vient alors l'ère des robots qui permettent au chirurgien d'opérer à distance de la table d'opération avec une précision augmentée et un confort dont le malade bénéficie autant que l'opérateur. Après AESOP (Automated Endoscopic System for Optimal Positioning) en 1994 et ZEUS en 1998, fabriqué par la compagnie américaine Computer Motion, la place est occupée dès 2003 par Da Vinci Surgical System et son concurrent français Endoxyrob.

Le 7 septembre 2001 a lieu l'Opération Lindbergh. L'équipe du professeur Jacques Marescaux utilise un robot ZEUS pour pratiquer, avec succès, depuis New York, l'ablation de la vésicule d'une patiente hospitalisée à l'hôpital universitaire de Strasbourg. L'intervention dure quarante-cinq minutes. Cette prouesse technique démontre que la chirurgie abdominale à distance est possible.

Suite aux fulgurants progrès de l'endoscopie digestive, les gastro-entérologues ont progressivement fait reculer les indications des interventions chirurgicales proprement dites. Leur audace et leur prodigieuse technicité, qui d'ailleurs ne cesse de croître au fil du temps, ne sont le plus souvent pas celles d'un praticien isolé mais celles d'une ou de plusieurs équipes simultanément. Il devient dès lors hasardeux d'en attribuer la paternité avec certitude.

RÉFÉRENCES

Dujardin F., Peyrilhe B., *Histoire de la Chirurgie depuis son origine jusqu'à nos jours*, Paris, Imprimerie Royale, 1753.

Dupuytren G., « Leçons orales de clinique chirurgicale faites à l'Hôtel-Dieu », Germer Baillière, Paris, 1839.

Haridas R., « Horace Wells' Demonstration of Nitrous Oxide in Boston », *Anesthesiology,* n° 119, 2013, p. 1014.

Litinski G., « Laparoscopy - The Early Attempts: Spotlighting Georg Kelling and Hans Christian Jacobaeus », *Journal of the Society of Laparoendoscopic Surgeons,* n° 1, 1997, p. 83.

Marescaux J., Leroy J., Rubino F, Vix M, Simone M, Mutter D., « Transcontinental Robot Assisted Remote Telesurgery: Feasibility and Potential Applications » , *Annals of Surgery,* n° 235, 2002, p. 487.

Mouret P., « How I developed Laparoscopic Cholecystectomy », *Ann Acad Med Singapore,* n° 25, 1996, p. 744.

Pitt D., Aubin J.-M., « Joseph Lister: Father of Modern Surgery », *Can J Surg,* n° 55, 2021, E8–E9.

Schmitz R., « Friedrich Wilhelm Sertürner and the Discovery of Morphine », *Pharmacy in history,* n° 27, 1985, p. 61.

Tubiana M., « Wilhelm Conrad Röntgen et la découverte des rayons X », *Bull Acad Nat Med,* n° 180, 1996, p. 97.

Introduction

À part l'œsophage qui traverse le thorax, l'ensemble des viscères digestifs sont enfermés dans la cavité abdominale et emprisonnés dans un sac fibreux appelé péritoine. Ils comportent successivement l'estomac, le duodénum, l'intestin grêle, le côlon et le rectum. La paroi interne du tube digestif est tapissée d'un tissu cellulaire appelé muqueuse. Ces viscères sont maintenus en place par une membrane appelée épiploon. Le foie est divisé en deux lobes et surplombe la vésicule. Le pancréas est situé derrière l'estomac.

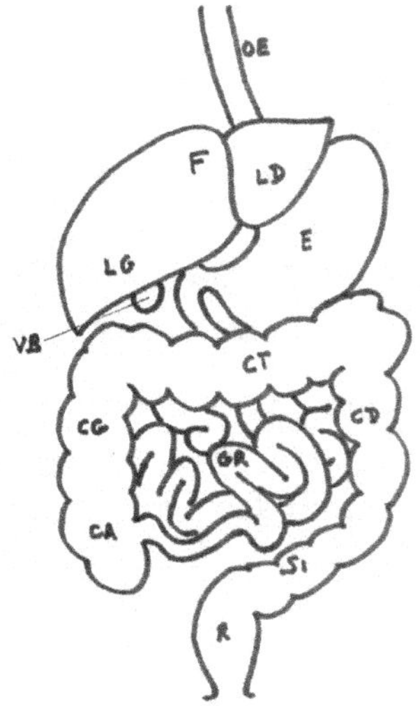

Œ=œsophage F=foie LG=lobe gauche LD=lobe droit VB=vésicule biliaire E=estomac GR=intestin grêle CA=caecum CT=côlon transverse CD=côlon descendant SI=sigmoïde R=rectum

Avant de poursuivre, un peu de vocabulaire s'impose

Quelques suffixes à connaître

.......scopie : observation, visualisation

Endoscope : appareil destiné à visualiser un organe et dont le nom varie en fonction de l'organe visé (laryngoscope pour le larynx, œsophagoscope pour l'œsophage, gastroscope pour l'estomac, colonoscope pour le côlon, sigmoïdoscope pour le sigmoïde et rectoscope pour le rectum, laparoscope pour la cavité abdominale).

Laparoscopie ou cœlioscopie : visualisation des viscères abdominaux à travers un endoscope.

.......tomie : section

Laparotomie : ouverture de l'abdomen.

Thoracotomie : ouverture du thorax.

.......stomie : abouchement.

.......ectomie : ablation ou résection.

Et de plus

Sténose : rétrécissement.

Plastie : réfection d'un organe par une greffe ou un autre procédé chirurgical.

Prothèse : dispositif utilisé pour remplacer un organe manquant.

Chirurgie abdominale mini-invasive : chirurgie par laparoscopie.

Ces quelques difficultés surmontées, laissons-nous entraîner par tous ceux et celles, malheureusement peu nombreuses, qui ont apporté leur ingéniosité et leur savoir-faire dans l'histoire de la chirurgie digestive.

Chirurgie de l'œsophage

1. Un peu d'anatomie pour débuter

L'œsophage est un organe tubulaire situé entre les poumons et le cœur, dans le médiastin. Il conduit les aliments de la bouche à l'estomac. La partie supérieure, l'œsophage cervical, fait suite au pharynx et jouxte le larynx. Sa continence est contrôlée par un groupe musculaire qui empêche les fausses déglutitions. La partie inférieure se termine par le cardia qui fait la jonction avec l'estomac et est contrôlé par un muscle circulaire qui en assure l'étanchéité. L'aorte croise l'œsophage à mi-hauteur.

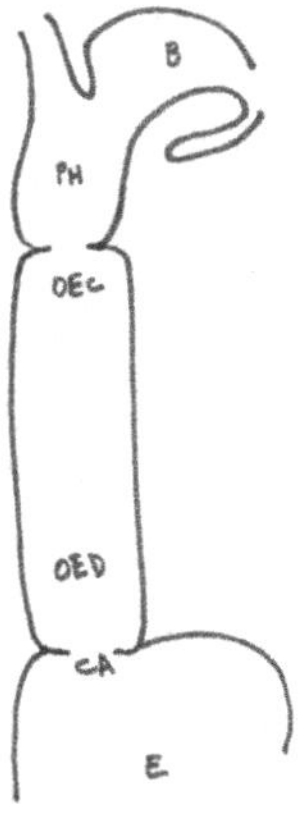

B=bouche PH=pharynx OEC= œsophage cervical OED=œsophage distal CA=cardia E=estomac

2. Et un peu de terminologie

Oesophagite : inflammation de l'œsophage.

Mégaœsophage : dilatation de l'œsophage.

Diverticule œsophagien : poche latérale formée par la protrusion de la muqueuse à travers la paroi.

Cardiospasme : contraction spasmodique et involontaire du cardia.

Sténose œsophagienne : rétrécissement de l'œsophage.

Reflux œsophagien : remontée du contenu de l'estomac dans l'œsophage par béance du cardia.

Oesophagoscopie : examen visuel de l'œsophage à travers un endoscope.

Oesophagotomie : incision de la paroi œsophagienne.

Oesophagectomie : résection de l'œsophage. Elle peut être partielle ou totale.

Oesophagostomie : abouchement temporaire ou permanent de l'œsophage à la peau.

Oesophagoplastie : remplacement d'une partie de l'œsophage par un morceau du tube digestif ou de la peau.

Prothèse œsophagienne : matériel placé dans l'œsophage (endoprothèse) pour rétablir la perméabilité ou à l'extérieur (exoprothèse) pour lutter contre le reflux.

***

3. L'œsophagite peptique

L'œsophagite peptique est une brûlure de l'œsophage distal par des remontées d'acide à travers un cardia qui reste béant. Elle se traduit par du pyrosis, le brûlant pour les intimes. L'être humain en a vraisemblablement été affecté depuis les premiers âges de l'humanité et les mesures diététiques ont longtemps constitué le seul remède. Les poudres alcalines mais surtout les anti-H2 et enfin les inhibiteurs de la pompe à proton ont, étape après étape, apporté au malade le soulagement si longtemps attendu.

Avant la découverte de ces médicaments ou quand de mauvaises habitudes alimentaires s'ingéniaient à refuser l'apaisement des plaintes, les chirurgiens ont dû s'ingénier à trouver des solutions plus efficaces dont le principe général était de réduire le diamètre de la lumière œsophagienne à l'entrée de l'estomac pour d'empêcher le reflux acide.

La primauté en revient à Rudolf Nissen (1896-1981) dont la vie a été mouvementée. Élève du célèbre chirurgien allemand Ferdinand Sauerbruch (1875-1951), il est nommé professeur de chirurgie en 1930 à l'université Humboldt de Berlin. Trois ans plus tard, son origine juive le contraint à fuir le nazisme. Il poursuit alors une carrière de chirurgien thoracique à Istanbul, émigre à New York en 1939 puis revient terminer sa carrière comme professeur à l'université de Bâle en 1952. Il est le premier à proposer, en 1955, une solution chirurgicale efficace au reflux gastro-œsophagien : la fundoplicature, intervention à laquelle il laissera son nom et qu'il appelle gastroplication. Elle consiste à entourer le segment terminal de l'œsophage par la partie haute de l'estomac et à rétrécir ainsi l'orifice entre l'abdomen et le thorax.

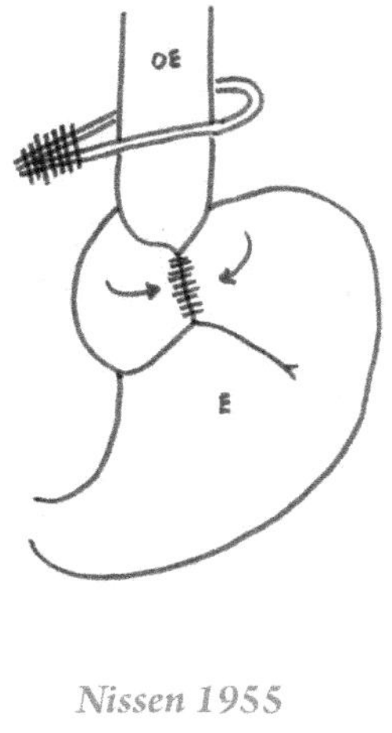

Nissen 1955
Œ=œsophage E=estomac

En 1974, à l'université de São Paulo, le professeur Henrique Walter Pinotti (1929-2010) augmente l'efficacité de l'intervention de Nissen, en réalisant une fundoplicature en trois couches superposées, opération qu'il popularise en Amérique du Sud dans le traitement du mégaœsophage, une dilatation œsophagienne d'origine parasitaire fréquente sous ces climats.

Plusieurs modifications sont encore apportées à l'intervention de Nissen sans modifier sensiblement les résultats mais en réduisant parfois les difficultés de déglutition observées chez les patients opérés. L'intervention la plus connue est celle d'André Toupet (1915-2015), chirurgien des Hôpitaux de Paris. Elle date de 1963. Alors que Nissen ceinture le bas de l'œsophage sur 360 degrés, Toupet se limite à 180.

En 1979, Jean Pierre Angelchik (1930-2013), un chirurgien de Phoenix en Arizona, entoure le bas de l'œsophage d'une prothèse siliconée en forme d'anneau mais le glissement de cette prothèse est fréquent et nécessite une nouvelle intervention. Le dispositif est abandonné.

On imagine alors des prothèses internes, placées sous contrôle endoscopique, donc moins invasives, réalisées sans hospitalisation et moins coûteuses. On les espère aussi réversibles. Leur insertion par voie endoscopique dans la paroi œsophagienne, autour de la jonction avec l'estomac, s'avère prometteuse.

En 1995, Paul Swain, gastro-entérologue au Royal London Hospital, imagine un procédé ingénieux auquel il donne le nom de Bard Endocinch Suturing System (BARD). Au début, la mise en pratique s'avère difficile et laborieuse : la préparation du matériel est longue et fastidieuse, deux endoscopes simultanés sont nécessaires. Ils doivent être retirés et replacés à plusieurs reprises durant l'opération. Le concept de l'intervention paraissait pourtant simple. Une capsule métallique creuse est fixée à l'extrémité du fibroscope. La muqueuse et la sous- muqueuse en amont du cardia sont aspirées dans la capsule et transpercées par un fil monté sur une aiguille. L'opération est renouvelée à proximité, une seconde fois, avec le même fil. Un nœud clôture cette première phase. Cette double ligature est alors répétée autant de fois que nécessaire pour assurer la continence du cardia mais le matériel doit être retiré entre chacune d'entre elles. Plus simple que la suture BARD, la suture de Wilson-Cook ou ESD permet de faire la deuxième ligature sans devoir retirer le matériel.

Dans les années suivantes, d'autres systèmes de ligature voient le jour. Le système NDO plicator, plus agressif, permet le positionnement automatique et correct de points à travers la paroi et supposés plus durables, au prix d'un matériel endoscopique plus complexe. La suture Olympus est un autre système. La suture Boston Scientific, élaborée à l'Université de Tübingen en Allemagne, en est un troisième. Ils consistent au positionnement de plusieurs longs clips biodégradables au niveau du cardia pour créer une espèce de manchon de la paroi œsophagienne dans la cavité gastrique.

Au début du XXIe siècle, la technologie endoscopique, stimulée par les sociétés américaines, est en plein essor et conduit à la découverte de nouvelles options thérapeutiques.

Une société d'outre atlantique, la Boston Scientific, Natick, MA, propose l'injection, dans la paroi du bas-œsophage, d'un polymère biocompatible mais non biodégradable, radio-opaque, non carcinogène et de faible viscosité. Ce matériel, nommé Enteryx, forme une masse spongieuse qui rétrécit le cardia. Les premiers essais sont réalisés, en 2001 à l'université de Bruxelles par Jacques Devière. Le produit doit former un anneau qui rétrécit le cardia. La technique est simple mais des troubles de déglutition sont malheureusement fréquents et le produit ne peut pas être retiré.

L'implantation de microbilles de plexiglas dans la sous-muqueuse cardiale, proposée la même année par Christos V. Feretis, gastro-entérologue au département de Thérapeutique endoscopique de l'hôpital Hygeja d'Athènes, est limitée par des problèmes de biocompatibilité.

L'hyperthermie s'invite alors dans l'arène. Induite par l'activation d'électrodes introduites dans la paroi œsophagienne par l'intermédiaire d'une sonde Stretta, la chaleur est contrôlée à 85°C et répétée sur plusieurs niveaux. La fibrose qui s'en suit, étudiée à la Stanford University par George Triadafilopoulos, est jugée efficace sur les symptômes mais n'améliore malheureusement pas le reflux. Malgré la simplicité d'utilisation de ce procédé, il est peu employé.

Une société américaine, la Medtronic Minneapolis Inc., suggère une nouvelle prothèse : Endonetyx. Trois ou quatre cylindres contenant un gel expansible par hydratation sont introduits successivement sous la muqueuse jusqu'à obtenir une continence satisfaisante. La première étude clinique est présentée au congrès de l'AGA en 2002 par Paul Fockens, gastro-entérologue à l'université d'Amsterdam. L'année suivante, il conclut que la technique est sans danger et réversible, sans toutefois présumer de l'efficacité à long terme.

Après évaluation, ces nombreuses innovations sont de moins en moins utilisées en raison de résultats insuffisants, de problèmes de déglutition et du manque de réversibilité de certains procédés.

En 2008, Guy Bernard Cadière publie les résultats d'une technique qui a pour but de reconstituer véritablement une valve au niveau du cardia : Esophyx. Contrairement aux autres méthodes de traitement du reflux par voie endoluminale, c'est une véritable plicature de la partie haute de l'estomac qui inclut toutes les couches sur une longueur d'environ cinq centimètres et sur les deux tiers de la circonférence.

RÉFÉRENCES

Angelchik J. P., Cohen R., « A new surgical procedure for treatment of gastroesophageal reflux and hiatal hernia », *Surg Gynec Obst*, n° 148, 1979, p. 276.

Cadière G. B., Buset M., Muls V., Rajan A., Rösch T., Eckardt A. J., Weets J., Bastens B., Costamagna A. G., Machese M., Louis H., Mana F., Sermon F., Gawlicka A. K., Daniel M. A., Devière J., « Antireflux transoral incisionless fundoplication using EsophyX: 12-month results of a prospective multicenter study », *World J Surg*, n° 32, 2008, p. 1676.

Devoère J., Silverman D., Pastorelli A., Hubert L., Lehman G., Lemoine O., Costamagna G., « Endoscopic implantation of a biopolymer in the lower oesophageal sphincter for gastroesophageal reflux: a pilot study », *Gastrointest Endosc*, n° 53, 2001, p. 74.

Feretis C., Benakis P., Dimopoulos C., Dailianas A., Filalithis P., Stamou K. M., Manouras A., Apostodilis N., « Endoscopic implantation of plexiglas (PMMA) microspheres for the treatment of GERD », *Gastrointest Endosc*, n° 33, 2001, p 257.

Fockens P. « Gatekeeper Reflux Repair System: technique, pre-clinical and clinical experience », *Gastrointest Endosc*, n° 53, 2001, p. 115.

Fockens P., Costamagna G., Gabrielli A., Odegaard S., Hattlebakk J., Rhodes M., *et al.*, « Endoscopic augmentation of the lower esophageal sphincter (LES) for the treatment of GERD: multicenter study of the Gatekeeper reflux repair system (abstract) », *Gastrointest Endosc*, n° 55, 2002, p. 90.

Nissen R., « Eine einfache Operation zur Kontrolle der Refluxösophagitis », Schweizerische Medizinische Wochenschrift, n° 86, 1956, p. 590.

Park P. 0., Kjellin T., Appleyard M. N., Swain P., « Results of endoscopic gastroplasty for gastroesophageal reflux disease », *Gastrointest Endosc*, n° 53, 2001, p. 115.

Pinotti H. W. *et al.*, « New basis for the surgical treatment of megaesophagus: esophagocardiomyotomy with esophagus-fundus-gastropexy », *AMB Rev Assoc Med Bras*, n° 20, 1974, p. 331.

Toupet A., « Technique d'esophago-gastroplastie avec phréno-gastropexie dans la cure radicale des hernies hiatales et comme complément de l'opération de Heller dans les cardiospasmes », *Mem Acad Chir*, n° 89, 1963, p. 394.

Triadafilopoulos G, Dibaise J. K., Nostrant T. T., Stollman N. H., Anderson P. K., Edmundowicz S. A. « Radiofrequency energy delivered to the gastroesophageal junction for the treatment of GERD », *Gastrointest Endosc*, n° 53, 2001, p. 407.

Le cancer de l'œsophage

À l'université de Heidelberg en 1877, après s'être exercé sur des chiens, le professeur Vincenz Czerny (1842-1916) procède à la première résection œsophagienne pour un cancer cervical tellement obstructif qu'il ne permet plus le passage d'une sonde d'alimentation. La pièce de résection mesure 6 centimètres et l'intervention est un succès.

Alors que la chirurgie abdominale fait de prodigieux progrès dans les dernières années du XIXe siècle, la chirurgie thoracique piétine lamentablement, limitée à des interventions superficielles pour traumatismes, de rares atteintes de la plèvre et à des lésions œsophagiennes cervicales ou strictement cardiales, plus facilement accessibles. Toutes les tentatives pour approcher l'œsophage dans sa totalité se soldent par des échecs. En revanche, l'expérimentation animale conduit à de notables progrès en physiologie respiratoire qui prendront tout leur sens par la suite.

La première œsophagectomie partielle réussie pour un cancer cardia est l'œuvre de Christian Albert Theodor Billroth (1829-1894). Elle a lieu à Vienne en 1892.

La première résection totale de l'œsophage pour cancer est réalisée en 1913 par un chirurgien thoracique de New York, fils d'émigrés allemands, Franz John A. Torek (1861-1938). Chez un patient de soixante-sept ans, il incise la paroi thoracique entre les côtes droites, pénètre dans le thorax et parvient à éviter les deux écueils qui ont bridé ses prédécesseurs, le croisement de l'œsophage avec l'aorte et la préservation des deux branches du nerf vague. L'œsophage est enlevé mais l'opération se solde évidemment par une stomie cervicale (ouverture à la peau) et une autre gastrique, infirmités définitives et évidemment lourdes à supporter : l'écoulement de salive par la supérieure et les contraintes de nutrition par sonde par l'inférieure.

L'intervention est néanmoins un réel succès puisque le patient survit pendant douze ans à une lésion réputée mortelle.

À Vienne en 1914, un élève de Theodor Billroth, Anton Von Eiselberg (1860-1939), réalise la même opération en utilisant exclusivement la voie abdominale et en disséquant le médiastin au doigt, à l'aveugle. Les deux stomies sont malheureusement toujours au rendez-vous. Pour y pallier, des tentatives de remplacement de l'œsophage par une plastie tubulaire cutanée ou par une prothèse en caoutchouc restent peu convaincantes voire impossibles.

Les années qui suivent n'apportent malheureusement que des résultats décevants. Au sortir de la Deuxième Guerre mondiale, les succès rapportés se comptent toujours en unités mais le développement des techniques anesthésiques et le développement des services de réanimation vont libérer la main du chirurgien. L'intubation de la trachée et ventilation assistée par des appareils à circuit fermé stimulent leur audace et améliorent le pronostic.

En 1943, Richard H. Sweet (1901-1962), professeur de chirurgie à Harvard, accède à la tumeur par un abord thoracique gauche et la résèque entièrement. Incapable d'assurer un curage ganglionnaire efficace, cette intervention n'aura pas d'avenir.

Quatre ans plus tard, au congrès de l'Association française de chirurgie de 1947, Ivor Lewis (1895-1982), chirurgien au North Middlesex Hospital de Londres et Paul Santi (1887-1970) à l'hôpital Grange-Blanche de Lyon, présentent une nouvelle technique de résection totale de l'œsophage en deux temps à laquelle ils laissent leurs noms. Dans le premier temps, en incisant l'abdomen, ils libèrent l'estomac de ses attaches, le tubulisent et résèquent l'œsophage. Le second temps est pratiqué quinze jours après. Par voie thoracique droite, cette fois, ils relient l'estomac au moignon œsophagien résiduel. L'intervention s'adresse toujours à des tumeurs dont le pôle supérieur est en dessous du croisement de l'œsophage avec l'aorte.

En 1958, à l'occasion d'un congrès en Russie, deux chirurgiens américains découvrent que leurs confrères russes utilisent, depuis déjà une dizaine d'années déjà, des agrafeuses mécaniques pour réaliser les sutures digestives. Techniquement améliorées aux États-Unis, ces agrafeuses vont faciliter la tubulisation de l'estomac.

L'évolution des techniques va alors conduire à une spécialisation des chirurgiens et la création de centres spécialisés en chirurgie thoracique carcinologique.

En 1971, au Toranomon Hospital de Tokyo, Hiroshi Akiyama complète l'intervention de Lewis-Santi en permettant la résection de tumeurs remontant largement au-dessus de la crosse aortique et en anastomosant l'estomac immédiatement sous le sphincter œsophagien supérieur. L'intervention proposée en 1976 par Kenneth Charles Mac Koewn, chirurgien au Darlington Memorial Hospital, est une réplique inversée de celle d'Akiyama. Cette fois, le premier temps est réalisé par voie thoracique et le second par l'abdomen. Après avoir réséqué la tumeur par voie thoracique droite, Mac Koewn tubulise l'estomac, l'attire à travers le médiastin et l'anastomose au moignon cervical.

À l'université du Michigan, en 1978, Mark B. Orringer fait de même mais évite d'ouvrir le thorax en enlevant l'œsophage par voie abdominale.

En 1965, alors que la tubulisation de l'estomac reste l'habitude, Jouko O. Isolauri remplace l'estomac par le gros intestin pour rétablir la continuité. Il publie, deux ans plus tard, l'expérience concluante du département de chirurgie thoracique de l'université d'Helsinki. Le remplacement de l'œsophage par le colon est en fait une très vieille affaire puisque la primauté du procédé remonte à 1911 et est attribué à Georg Emiel Kelling (1866-1945), un gastro-entérologue de Dresde qui fut le père de la laparoscopie.

Bernard Seidenberg (1922-2016), au Montefiore Hospital de New York, est le premier chirurgien à avoir réalisé, en 1959, chez le chien, un transplant d'intestin grêle libéré de sa vascularisation pour reconstruire l'œsophage. La technique est reprise en 1974 par Michel A. Germain, chef de clinique chirurgicale à la Faculté de médecine de Paris. Après une nouvelle et longue expérimentation chez le chien et une expérience appréciable chez l'homme, il conclut que la troisième anse grêle constitue le transplant optimal.

À l'université d'Heidelberg en 1996, Markus W. Büchler remplace l'œsophage par une gastroplastie économique puisqu'elle épargne une grande partie de l'estomac et de ses vaisseaux.

Alors que l'utilisation de la partie gauche du colon est communément acceptée, à l'université de Munich en 2000, Heinrich Fürst propose une alternative en utilisant plutôt le colon droit. Il en relie l'orifice proximal à l'œsophage cervical. L'intérêt repose sur une grande mobilité de la greffe et le respect du sens de contractions intestinales. Toutefois le risque de compromettre la vascularisation du greffon lors de l'intervention est tel que la plastie du colon gauche reste la plus utilisée.

Pour les tumeurs envahissant le sphincter œsophagien supérieur, ces interventions sont étendues au larynx en essayant de le préserver si possible.

La chirurgie endoscopique, mêlant un abord thoracique et un abord abdominal, n'a pas fait ses preuves dans la chirurgie du cancer de l'œsophage.

RÉFÉRENCES

Akiyama H., Sato Y., Takahashi F., « Immediate pharyngogastrostomy Following Total Esophagectomy by Blunt

Dissection », *Jap. J. Surg*, n° 1, 1971, p. 225.

Büchler M. W., Baer H. U., Seiler R C., Schilling M., « A technique for gastroplasty as a substitute for the esophagus : fundus rotation gastroplasty », *J Am Coll Surg*, n° 182, 1996, p. 241.

Czerny V., « Neue operationen », *Centralblatt fur chirurgie*, n° 4, 1877, p. 433.

Fürst H., Harti W. H., Löhe F., Schildberg F. W., « Colon interposition for esophageal replacement. An alternative technique based on the use of the right colon », *Ann Surg*, n° 231, 2000, p. 173.

Germain M. A., Missana M. C., Rimarex F., Bonvalot S., « Reconstruction de l'œsophage thoracique par transplant libre de jéjunum », *e-mémoires de l'Académie Nationale de Chirurgie,* n° 8, 2009, p. 91.

Isolauri J., Markkula H., Autio V., « Colon interposition in the treatment of carcinoma ofthe esophagus and gastric cardia », *Ann Thorac Surg*, n° 43, 1987, p. 420.

Kelling G. E., « Oesophagoplastik mit Hilfe des Querkolons », *Zentralbl Chir*, n° 38,1911, p. 1209.

Mc Koewn K. C., « Total three-stage oesophagectomy for cancer of the esophagus », *Brit J Surg*, n° 63, 1976, p. 259.

Orringer M. B., Sloan H., « Esophagectomy without thoracotomy », *J Thorac Cardiovasc Surg*, n° 76, 1978, p. 643.

Santy P., Mouchet A., *Rapport au 50e Congrès de l'Association Française de Chirurgie*, Paris, Masson, 1947.

Seinderberg B., Rosenak S. S., Hurwitt E. S., Som M. L., « Immediate Reconstruction of the Cervical Esophagus by a Revascularized Isolated Jejunal Segment », *Ann Surg,* n° 149, 1959, p. 162.

Torek F., « The First Successful Case of Resection of the Thoracic Portion of the Esophagus for Carcinoma. Preliminary Report », *Journal of American Medical Association,* n° 60, 1913, p. 1533.

Le diverticule de Zenker

Le diverticule auquel Zenker donna son nom, sans être rare, est une affection peu fréquente qui se manifeste par des troubles de la déglutition.

À Bristol, en 1769, Abraham Ludlow (1737-1807), chirurgien à la Royal Infirmary, pratique l'autopsie d'un patient qui s'est plaint sa vie durant de troubles de déglutition. Il découvre une dilatation en bourse de la paroi postérieure du pharynx dans laquelle s'accumulent les aliments. Il publie l'observation.

Plus de cent ans après, en 1877, Friedrich Albert von Zenker (1825-1898), chirurgien et professeur d'anatomopathologie à Erlangen, réunit trente-quatre observations dans lesquelles il décrit, avec précision une protrusion de la muqueuse du pharynx à travers la paroi postérieure à la jonction de celui-ci avec l'œsophage. Cette entité portera désormais son nom.

On imagine d'abord se limiter à drainer le diverticule à la peau mais le désagrément d'un écoulement permanent de salive fait renoncer à cette idée. On pense plus sérieusement à l'enlever. À Berne en 1884, Friedrich Niehaus tente l'exérèse mais sans succès.

C'est à Dublin, en 1886, que William Ireland de Courcy Wheeler (1846-1899), président du Royal College of Surgeons, réussit la première résection du diverticule par voie externe.

En 1908, l'origine du mal est attribuée à un défaut d'accolement de deux muscles ce qui diminue la résistance de la paroi. Il paraît dès lors évident que, quelle que soit l'intervention choisie, elle doive se compléter par une suture musculaire. De nombreuses hypothèses pathogéniques suivront sans apporter de conclusions formelles et sans modifier grandement l'attitude opératoire.

Hormis la résection par voie externe, trois autres techniques opératoires sont alors envisagées : la diverticulopexie ou fixation du diverticule vers le haut sans l'enlever de manière à ce que les aliments ne puissent plus s'y accumuler, l'inversion du diverticule et sa fixation dans la lumière œsophagienne et enfin la seule section du muscle cricopharyngien.

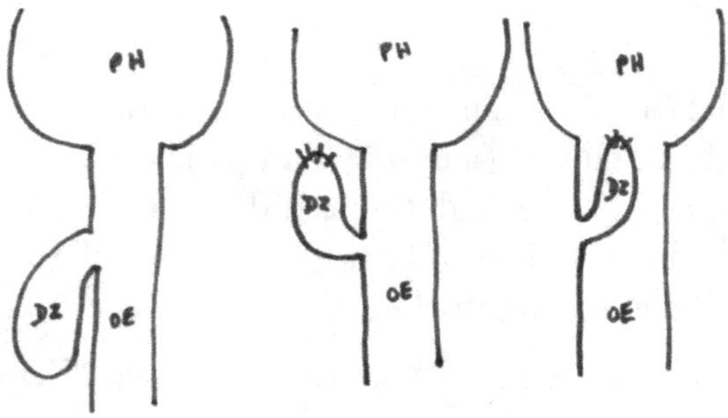

Diverticule de Zenker Fixation externe Fixation interne
PH=pharynx OE=oesophage DZ=diverticule

On attribue la première fixation par voie transcutanée à H. H. Schmid en 1912. Elle inclut la section du muscle cricopharyngien et se fait donc toujours par voie externe. La fixation du diverticule doit être réalisée le plus haut possible de manière à ce que les aliments ne puissent plus s'y accumuler. Le fond du diverticule est en général fixé au muscle sterno-cléido-mastoïdien. Comme l'intervention ne nécessite pas l'ouverture de la muqueuse, elle évite les risques de fistule et de sténose.

La fixation interne, elle, ne nécessite pas d'incision cutanée. Elle se fait à travers un laryngoscope. Le sac est invaginé dans la lumière œsophagienne et une ligature en bourse cercle le col du diverticule. La muqueuse n'est donc pas effractée. Les complications sont moindres, la durée d'hospitalisation est réduite et la reprise de l'alimentation plus rapide. Difficile d'en attribuer la primauté mais, en 1993, dans une étude rétrospective comparant les divers abords chirurgicaux de la maladie, Randall P. Morton, un otorhinolaryngologue australien, en fait la méthode de choix.

Après les fixations, on pense à l'ablation par les voies naturelles. En 1917, Harris P. Mosher (1867-1954), professeur de laryngologie à la Harvard Medical School, chef de service au Massachusetts General Hospital et futur président de l'American Board of Otolaryngology, publie les quatre premières résections d'un diverticule de Zenker par voie orale en utilisant un laryngoscope. Il reste partisan de cette méthode jusqu'à ce que son septième patient décède d'une infection du médiastin. En 1935, Gösta Dohlman (1890-1983), un chirurgien suédois travaillant à l'université de Lund, reprend et modifie la technique de Mosher. Il utilise un pharyngoscope à deux valves dont il insère la longue dans l'œsophage et la courte dans le diverticule. Il coagule alors le septum et le coupe au bistouri électrique. Treize ans plus tard, au quatrième congrès international d'otorhinolaryngologie de Londres, il confirme la pertinence de son choix thérapeutique.

Alors que la survenue d'un cancer dans un diverticule œsophagien était connue depuis plusieurs années, sa découverte dans un diverticule de Zenker date de 1927 et est attribuée à Porter P. Vinson de la Mayo Clinic.

En 1951, au Birmingham Veterans Administration Hospital en Californie, Samuel Kaplan réussit à guérir un patient atteint d'un trouble de déglutition d'origine neurologique par une simple section du muscle cricopharyngien. Son succès va être exploité dans toute une série d'autres causes de dysphagie. William W. Montgomery (1933-2003), chirurgien ORL à Brookline et futur professeur à la Harvard Medical School, l'applique dans un cas de diverticule de Zenker en 1971. En 1992, Paul J. Schmit, au département de chirurgie de l'UCLA School of Medecine en Californie, démontre sa faisabilité sous simple anesthésie locale. Les résultats de la section musculaire isolée sont favorables mais inconstants. Dans le traitement actuel du diverticule de Zenker, elle ne figure pratiquement que comme appoint obligatoire aux autres techniques opératoires.

L'intervention de Dohlman reste de mise jusqu'à ce que Jacobus Johannes Maria Van Overbeek, au service ORL du Martini Ziekenhuis de Groningen, introduise, en 1984, la microchirurgie endoscopique. Il utilise un microscope opératoire et abandonne le bistouri électrique au profit du laser pour couper le septum. Les suites opératoires deviennent plus confortables pour le patient.

La firme Stortz met alors au point un stapling Gun, appareil qui permet une section et une suture mécanique du septum à travers un laryngoscope à deux valves, inspiré de celui de Dohlman. En 1993, Dominic P. Martin-Hirsch, consultant au Calderdale and Huddersfield NHS Foundation Trust, l'introduit en Angleterre et Jean Marie Collard, professeur de chirurgie à l'Université Catholique de Louvain, en Belgique. L'avantage de cette nouveauté sur le laser est de réduire le risque de perforation, d'assurer un meilleur contrôle du saignement et d'éviter une lésion thermique du nerf récurent. Elle sonne le glas de la chirurgie par voie externe qui ne sera plus utilisée que pour des diverticules de très grand volume.

En 1995, un gastro-entérologue du Rijnstate Ziekenhuis d'Arnhem, Chris J. J. Mulder, prouve que le septum peut être sectionné par diathermie à travers un endoscope flexible, ce qui facilite l'intervention chez les patients âgés.

RÉFÉRENCES

Collard J. M., Otte J. B., Kestens P. J., « Endoscopic stapling technique of esophagodiverticulostomy for Zenker's diverticulum », *Ann Thorac Surg*, n° 56, 1993, p. 573.

Dohlman G., « Endoscopic operations for hypopharyngeal diverticule », *Proceedings of the Fourth International Congress on Otolaryngology*, London, 1948, p. 715.

Kaplan S., « Paralysis of deglutition, a post poliomyelitis complication treated by section of the cricopharyngeus muscle », *Ann Surg*, n° 133, 1951, p. 572.

Ludlow A., « A case of obstructed deglutition from a preternatural dilatation of and bag formed in the pharynx », *Medical observations and enquiries by a society of physicians in London, 2nd Ed.*, n° 3, 1769, p. 85.

Martin-Hirsch D. P., Newbegin C. J. R., « Autosuture GIA gun: a new application in the treatment of hypopharyngeal diverticule », *J Laryngol Otol,* n° 107, 1993, p. 723.

Montgomery W. W., Lynch, J. P., « Oculopharyngeal muscular dystrophy treated by inferior constrictor myotomy », *Trans Am Acad Ophthalmol Otolaryngol,* n° 75, 1971, p. 986.

Morton R. P, Bartley J. R., « Inversion of Zenker's diverticula: the preferred option », *Head Neck,* n° 15, 1993, p. 253.

Mosher H. P., « Webs and pouches of the esophagus: their diagnosis and treatment », *Surg Gynecol Obstet,* n° 25, 1917, p. 175.

Mulder C. J., den Hartog G., Robijn R. J., Thies J. E., « Flexible endoscopic treatment of Zenker's diverticulum: a new approach », *Endoscopy,* n° 27, 1995, p. 438.

Schmidt H. H., « Vorschlag eines einfachen operationsverfahrens zur behandlung des oesophagusdivertikels », *Wien Klin Wochenschr,* n° 25, 1912, p. 487.

Schmidt P. J, Zuckerman L., « Treatment of Zenker's diverticula by crico-pharyngeus myotomy under local anaesthesia », *Am Surg,* n° 58, 1992, p. 710.

Van Overbeek J. J. M., Hoeksema P. E., Edens E. T., « Microendoscopic surgery of the hypopharyngeal diverticulum using electrocoagulation or carbon dioxide laser », *Ann Otol Rhinol Laryngol,* n° 93, 1984, p. 34.

Vinson P. P., « Simultaneous Occurrence of multiple lesions in the esophagus: a report of three cases », *Arch otolaryngol,* n° 55, 1927, p. 2.

Wheeler W. I., « Pharyngocoele and dilation of the pharynx, with existing diverticulum at lower portion of pharynx lying posterior to the oesophagus, cured by pharyngotomy, being the first of the kind recorded », *Dublin Journal of Medical Science,* n° 82, 1886, p. 349.

Zenker F. A., von Ziemssen H., « Krankheiten des Oesophagus », *Handbuch der Speciellen Pathologie and Therapie,* n° 7, 1877, p. 1.

Les sténoses caustiques

L'ingestion de produits caustiques, accidentelle ou volontaire à des fins suicidaires, peut entraîner de tels rétrécissements de l'œsophage que la déglutition devient problématique. Le remplacement de l'œsophage devient alors une nécessité si l'on veut éviter la nutrition par une gastrostomie, un orifice cutané ventral communiquant avec l'estomac et évidemment définitif.

La première tentative chirurgicale est attribuée à Filippo Giacomo Novaro (1843-1934) qui, en 1883 à l'université de Turin, aurait élargi avec succès un segment rétréci de l'œsophage cervical par un lambeau de peau.

En 1894, un chirurgien militaire suisse, Heinrich Bircher (1850-1923), intervient pour remplacer un œsophage dans sa totalité par un tube cutané qu'il place sous la peau, devant le sternum, pour relier le pharynx à l'estomac. Le malade décède deux mois après l'intervention.

En 1904, à la suite de travaux expérimentaux sur le cadavre et l'animal, le chirurgien allemand Ludwig Wullstein (1864-1930) insiste sur l'intérêt que pourrait représenter un transplant d'intestin grêle. C'est à Lausanne que César Roux (1857-1934) le réalise pour la première fois, en 1907, chez un malheureux enfant. Il ne donne pas le résultat final de l'intervention. Au Septième Congrès des Chirurgiens à Saint-Pétersbourg en 1908, P. A. Herzen, chirurgien fondateur, dix ans plus tôt, de l'institut moscovite de recherche oncologique qui portera son nom, rapporte le premier succès avéré d'une telle opération. L'anse intestinale est totalement libérée de toutes ses attaches. Elle est passée en arrière de la partie horizontale du colon et rattachée à l'œsophage supérieur.

À cette première période suit celle des tentatives d'œsophagoplastie en utilisant le colon. En 1911, Georg Emiel Kelling (1866-1945), un gastro-entérologue de Dresde, et Henri Vulliet (1869-1932), médecin-chef à l'Hospice de l'enfance à Lausanne, sont les premiers à en évoquer la possibilité. Le premier suggère un montage respectant le péristaltisme, le second préfère l'inverse. C'est toutefois Viktor Von Hacker (1852-1933), un élève de Theodor Billroth, qui présente le premier cas au 43e Congrès allemand de Chirurgie en 1914 : chez une fillette de 12 ans, le colon est remonté entre le sternum et la peau. La guérison est obtenue au prix de séquelles esthétiques et fonctionnelles importantes.

Toutes les transpositions coliques réalisées jusqu'alors étaient complétées par un lambeau cutané tubulisé prolongeant le colon vers le haut. La première véritable plastie colique sans interposition de ce tube cutané est due à Otto Roith, chirurgien à Baden-Baden, qui signe en 1923 une brillante réussite. En une seule séance opératoire, il réunit l'œsophage cervical directement à l'estomac par une longue portion de colon placé devant le sternum sous la peau chez un homme de quarante-six ans qui présentait une sténose caustique sévère.

En 1934, le chirurgien suédois O. Lundblad constate que la plastie colique, réalisée et publiée par ses soins vingt-trois ans auparavant chez un enfant de 3 ans, a grandi en même temps que lui.

Par la suite, les innovations chirurgicales seront les mêmes que celles proposées pour le cancer.

RÉFÉRENCES

Herzen, P., « Eine Modification der Rous-schen Oesophagojejunogastrostomie », *Zentralbl Chir*, n° 35, 1908, p. 219.

Kelling G., « Oesophagoplastik mit Hilfe des Querkolon », *Zentralbl Chir*, n° 38, 1911, p. 1209.

Lundblad O., « Antethoracic esophagoplasty », *Acta Chir Scand*, n° 53, 1921, p. 535.

Roith O., « Die Einzeitige Antethorakale oesophagoplastik aus dem Dikdarm », *Deutch Zeitschr Chir*, n° 183, 1923, p. 419.

Roux C., « L'œsophago-jéjuno-gastroanastomose. Nouvelle opération pour rétrécissement infranchissable de l'œsophage », *Semaine Méd*, n° 27, 1907, p. 37.

Von Hacker G., « Ueber Oesophagoplastik im allgemeinen ud über den ersatz des speiserohre durch antethorakale Haut-Dickdarm schlauch bildung im besonderen », *Arch K1in Chir*, n° 105, 1914, p. 973.

Vulliet H., « De l'œsophagoplastie et des diverses modifications », *Sem Med*, n° 31, 1911, p. 529.

Wullstein L., « Zur Flaetichen Bildunq eines neuen Œsophage », *Zentralbl Chir*, n° 8, 1908, p. 222.

Achalasie

L'achalasie ou cardiospasme est une maladie rare dans laquelle la nourriture et les boissons ne s'évacuent plus de l'œsophage vers l'estomac par défaut de relâchement du muscle entourant le cardia. Elle conduit à une dilatation progressive de l'œsophage, le mégaœsophage.

La description princeps de l'achalasie revient à Thomas Willis (1621-1675) en 1674. Ce célèbre médecin anglais, établi à Londres et cofondateur de la Royal Society en 1662, aurait traité l'affection œsophagienne avec succès par des dilatations au moyen d'un os de baleine émoussé.

Pendant les deux siècles qui suivent, la médecine n'offre à ces malheureux patients que le maigre secours de conseils diététiques les plus variés et de manœuvres diverses, finalement tout aussi peu efficaces les uns que les autres.

Seules les dilatations apportent au patient un soulagement, malheureusement temporaire. En Angleterre, au General Hospital de Birmingham, en 1898, James Cunningham Russell (1786-1851), construit la première sonde pourvue d'un ballonnet qui, introduit dans l'estomac par la bouche puis gonflé a l'air, dilate le cardia lorsqu'on le retire. Il traite ainsi six patients.

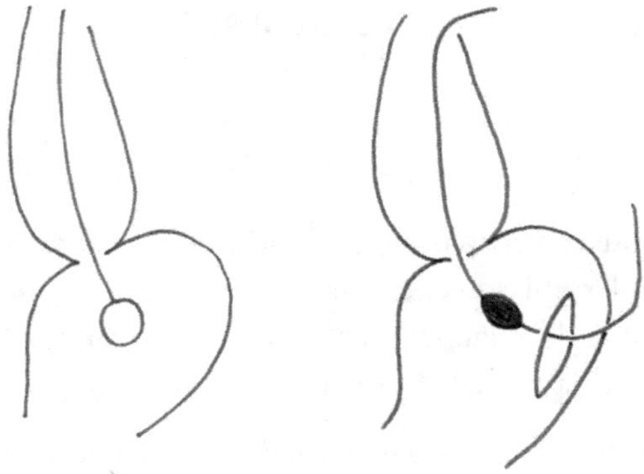

Russel 1898 *Martin 1901*

En 1901, à Cologne, E. Martin remplace le ballonnet par une olive métallique, introduite à travers une gastrotomie et fixée sur la sonde introduite dans l'estomac par voie buccale. En 1906, Henri Stanley Plummer (1874-1936), interniste cofondateur de la Mayo Clinic, revient au système de Russel mais remplit le ballonnet avec de l'eau pour renforcer la dilatation.

Quelle que soit la technique utilisée, ces premiers essais, certes encourageants, sont insuffisants et peu pratiques. Ils inspirent toutefois l'idée d'un abord plus chirurgical de l'affection.

Les premières tentatives chirurgicales se soldent par des échecs. En 1882, Johann Von Mikulicz-Radecki (1850-1905), à cette époque professeur de chirurgie à Cracovie, propose des dilatations rétrogrades. Après avoir ouvert l'estomac, il introduit une large pince dans le cardia et remonte largement au-delà du rétrécissement. Il dilate alors le cardia en ouvrant énergiquement ce forceps de quelque six centimètres.

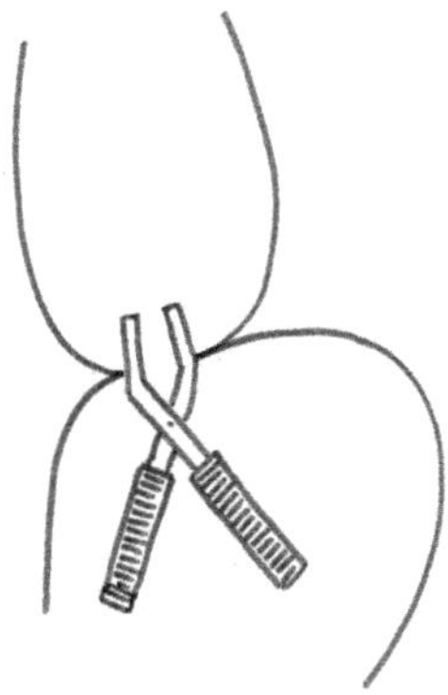

Mikulicz 1882

En 1901, en Pologne, Georg Gottstein (1868-1935), professeur de chirurgie et chef de service à l'hôpital juif de Breslau, évoque la possibilité de sectionner le muscle entourant le cardia mais ne tente pas l'intervention. Deux ans après, Georg Marwedel (1868-1930) abonde dans le même sens. Il suggère d'inciser le cardia longitudinalement et le suturer transversalement, comme Heinecke-Mickulicz l'avait fait pour corriger les rétrécissements du pylore.

En 1907, pour diminuer le volume de l'œsophage, M. Reisinger retire de sa paroi antérieure, une languette de 15 centimètres de hauteur sur 2 à 3 centimètres de large, sans apporter grand soulagement au patient.

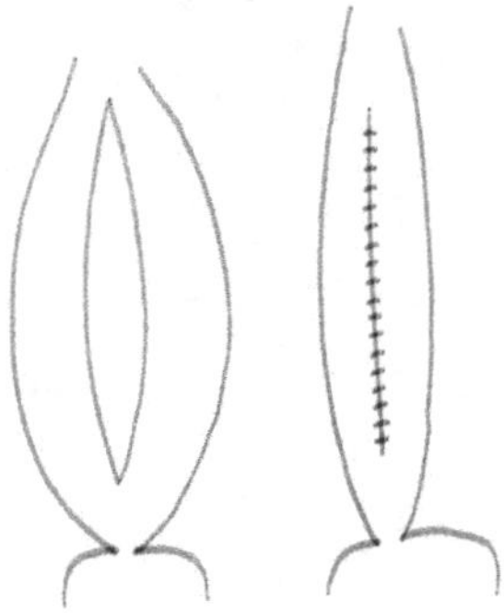

Reisinger 1907

En 1911, à New York, Willy Meyer tente, dans le même but et sans plus de succès, une plicature œsophagienne longitudinale.

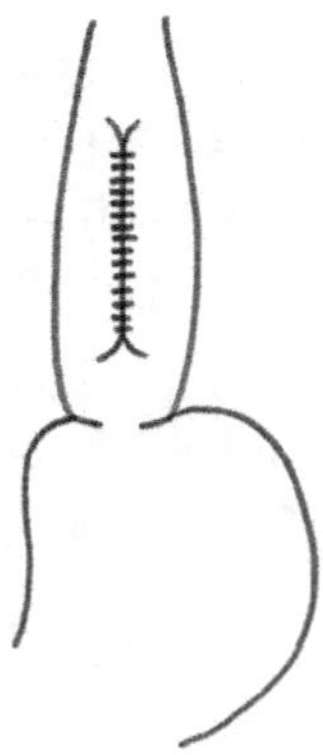

Meyer 1911

En 1913, à la clinique universitaire de Vienne, Hans Heyrovsky réalise, chez deux patients, une œsophagogastrostomie : il relie l'œsophage dilaté et l'estomac en contournant le cardia auquel il ne touche pas. Le passage est rétabli mais le procédé est rapidement abandonné en raison de sévères œsophagites postopératoires liées au reflux gastrique.

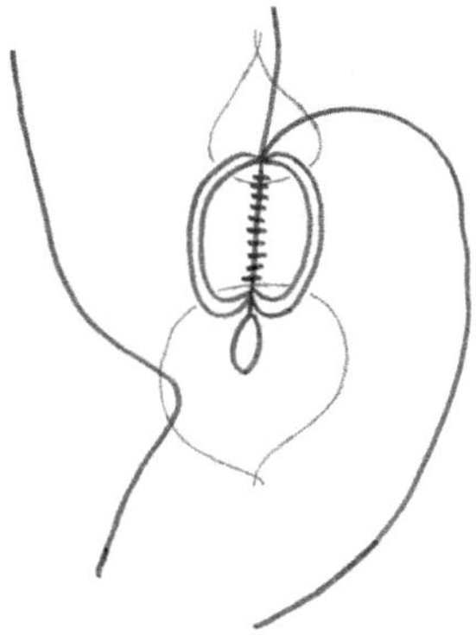

Heyrovsky 1913

Le lundi 14 avril de cette même année 1913, Ernst Heller (1877-1964), un chirurgien de 36 ans, privat-docent à l'hôpital Saint-Georges, clinique chirurgicale de l'université de Leipzig, met fin aux essais peu concluants jusqu'alors en réalisant la première section du cardia, en épargnant soigneusement la muqueuse.

Le patient a quarante-neuf ans et souffre de troubles de la déglutition depuis une trentaine d'années. La vie lui est devenue intolérable. Il ne peut plus avaler la moindre nourriture solide qu'en ingurgitant de grandes quantités de liquides et s'alimente presque exclusivement de boissons. Certains mouvements, en particulier l'extension forcée du tronc, facilitent le passage de rares aliments dans l'estomac ce qui lui permet de conserver un état nutritionnel encore satisfaisant.

Heller écrit « Je décide d'opérer selon la méthode récemment publiée par Hierovsky. En cours d'intervention, devant certaines difficultés, je décide de modifier le plan original et de faire une cardioplastie extramuqueuse. Le résultat fonctionnel est exceptionnellement satisfaisant et ce procédé chirurgical a, à mon avis, un net avantage pratique sur les opérations antérieures. Je recommande donc la cardiotomie extramuqueuse pour les cas de dilatations chroniques de l'œsophage avec cardiospasme lorsque le traitement conservateur est insuffisant et qu'il n'y a pas de contre-indication opératoire. »

Le rapport original de cette intervention est explicite : « Opération (14 avril 1913) : ouverture sous l'arc costal gauche selon Marwedel, très bon accès à la région du cardia. L'accessibilité au cardia est facilitée par un certain degré de gastroptose. [...] Un morceau de gaze est placé autour du cardia libéré et l'estomac est tiré vers le bas. [...] Une section longitudinale de huit centimètres de long est pratiquée sur la face frontale de l'œsophage depuis la dilatation jusqu'au fundus gastrique. [...] Le muscle annulaire est soigneusement sectionné. Son épaisseur est estimée à quatre millimètres. [...] Après section des fibres annulaires, on distingue clairement le plexus veineux sous-muqueux. [...] Comme la dilatation de l'œsophage ne paraît pas améliorée, on pratique une incision semblable sur la face postérieure de l'œsophage. Après cette seconde incision, la paroi musculaire de l'œsophage, antérieurement contractée, se rétracte à droite et à gauche en bandes de un centimètre et, au milieu, montrant la couche lâche de muqueuse [...] qui agrandit la lumière œsophagienne sur près de deux doigts d'épaisseur. »

Dès le lendemain de l'intervention, le patient peut s'alimenter normalement. Sa convalescence est retardée par une infection pulmonaire dont il guérit parfaitement. Heller le revoit huit ans plus tard. En bonne santé et en excellent état nutritionnel, le patient est toutefois obligé de mâcher soigneusement ses aliments. Une radiographie de l'œsophage montre un léger rétrécissement du cardia. Après cette dernière entrevue, Heller perd tout contact.

En 1918, le chirurgien hollandais J. R. de Bruine Groeneveldt démontre qu'une section antérieure est suffisante ce que la suite confirmera pleinement.

En 1922, au Brésil, Walter Seng (1873-1931), un médecin d'origine autrichienne, cofondateur de l'hôpital Santa Catarina de São Paulo, utilise pour la première fois l'intervention de Heller pour traiter un mégaœsophage secondaire à une maladie de Chagaz, une infection parasitaire à Trypanosomes décrite en 1909 et qui détruit, entre autres, les plexus nerveux digestifs.

Il faut attendre 1929 pour qu'au Guy's Hospital de Londres, A. F. Hurst et G. W. Rake démontrent que la cause de la sténose œsophagienne, que tous avaient si ingénieusement combattue sans en connaître la physiopathologie, est purement fonctionnelle et repose sur incapacité de relaxation du sphincter œsophagien inférieur. Ils inventent le terme achalasie.

La solution innovée par Heller est rapidement adoptée dans le monde entier, elle rencontre cependant des résistances en raison de l'inévitable œsophagite de reflux qu'elle entraîne. Entre 1920 et 1980, diverses autres interventions sont donc tentées pour y remédier. Elles servent sans doute moins au progrès de la technique qu'à la notoriété transitoire de leur promoteur car elles sont toutes passées dans l'oubli. Heller est resté maître de la place.

Le principe de l'intervention de Heller est étendu par la suite, avec succès, au traitement des troubles moteurs de l'œsophage : spasmes diffus, Nutcracker esophagus, spasme du sphincter œsophagien inférieur.

Compte tenu de la fréquence de la maladie de Chagaz au Brésil, les chirurgiens locaux acquièrent une sérieuse expérience pour remédier aux méga-œsophages qui en découlent. En 1955, au département de chirurgie de la faculté de médecine de São Paulo, Luis Heraldo Camara-Lopes, récemment décédé, est confronté à un méga-œsophage tellement important qu'il échappe au traitement classique. Il pratique, pour la première fois dans cette indication, une résection de la partie inférieure de l'œsophage avec tubulisation de l'estomac qui est suturé à l'œsophage supérieur à travers le médiastin. Son collègue, Henrique Walter Pinotti (1929-2010) ouvre la voie à la section du cardia par laparoscopie en 1991.

La standardisation de la dilatation pneumatique fait des progrès. Elle reste souvent la première étape du traitement mais doit souvent être répétée. L'injection de toxine botulique, innovée au John Hopkins Hospital de Baltimore par Pankaj Jay Pasricha en 1993, s'avère moins efficace encore.

En 2009, lors du congrès mondial des maladies digestives de Chicago, le professeur Hirokazu Inoue et son équipe de l'université Showa de

Yokohama rapportent leur expérience innovante de section du cardia réussie par voie endoscopique perorale chez dix-sept patients.

RÉFÉRENCES

Camara-lopes H., Ferreira-Santos R., « Indicação seletiva do processo de Heller, da ressecção parcial e da ressecção subtotal do esôfago no tratamento cirúrgico do megaesôfago », *Rev Paul Med*, n° 52, 1958, p. 269.

De Bruine Groenevelt T. F. R., « Over Cardiospasmus », *Nederlandsch tijdschrift voor geneeskunde*, n° 2, 1918, p. 1281.

Inoue H., Minami H., Kobayashi Y., Sato Y., Kaga M., Sizuki M., Odaka M., Itoh H., Kudo S., « Peroral endoscopic myotomy for esophageal achalasia », *Endoscopy*, n° 42, 2010, p. 265.

Gottstein G., « Technik und Klinik der Oesophagoskopie », *Mitteilungen aus den Grenzgebieten der Medizin und Chirurgie*, n° 8, 1901, pp. 57-60.

Heller E., « Extramukose Cardiaplastik beim chronischen Cardiospasmus mit Dilatation des Oesophagus », *Mitt GrenzgebMed Chir*, n° 27, 1914, p. 141.

Heyrovsky H., « Casuistik und therapie der Idiopathischen dilatation der Speiserohre Oesophago-gastro-anastomose », *Arch Chir*, n° 100, 1913, p. 703.

Mardewel G., « Die Aufklappung des Rippenbogens zuz Erleichterung operativer Ein greffe im hypochondrium und im zwerchfellkuppelhaim », *Zentabl Chir*, n° 30, 1903, p. 9.

Martin E., « Zur Chirurghischen Behandlung Des Cardiospasmus und des Spindelförmigen Speiserörhrerveiterung », *Mitt Grenzgeb Med u Chir*, n° 8, 1907, p. 226.

Meyer W., « Impermeable cardiospasm successfully treated by thoracotomy and esophagoplication », *JAMA*, n° 56, 1910, p. 1437.

Parischa P. J., Ravich W. J., Hendrix T. R., Sostre S., Jnes B., Kaloo A. N., « Treatment of achalasia with intrasphincteric injection of botulinum toxin, A pilot trial », *Ann Intern Med*, n° 121, 1994, p. 590.

Pinotti H. W., « First development of cardiomyotomy by videolaparoscopy: a new perspective in the achalasia treatment », *ISDE News*, n° 10, 1991, p. 8.

Plummer H. S., « Cardiospasm, with report of cases », *Lancet*, n° 26, 1906, p. 419.

Rake G. W., « A Case of Annular Muscular Hypertrophy of the Oesophagus (Achalasia of the Cardia Without Oesophageal Dilatation) », *Guy's Hosp Rep*, n° 76, 1926, p. 145.

Reisinger M., « Über die operative behandlung der Erweiterung des oesophagus », *Verhandl De Deutsch Ges Chir*, n° 36, 1907, pp. 86-88.

Seng W., « Cirurgia do esophago », *Bol Soc Med Cir São Paulo*, n° 5, 1922, p. 128.

Russell J. C., « Diagnosis and treatment of spasmodic stricture of the esophagus », *Brit Med J*, n° 1, 1898, p. 1450.

Von Mikulicz J., « Pathologic und therapie des cardiospasmes », *Dtsch Med Wochenschr*, n° 30, 1904, pp. 17-50.

L'atrésie de l'œsophage

Certains nouveau-nés viennent au monde sans œsophage. Cette rare anomalie peut être partielle ou totale. Le bébé ne peut avaler, recrache, s'étouffe et son état nécessite une sanction chirurgicale d'urgence : une gastrostomie, abouchement de l'estomac à la peau, qui permet de nourrir le petit patient en attendant une éventuelle correction chirurgicale de la cause.

En 1670 à Plymouth, William Durston publie un article intitulé *A Narrative of a monstrous birth in Plymouth*. Il y décrit une atrésie œsophagienne chez des jumeaux unis par le thorax. En 1697, la première observation d'une fistule entre l'œsophage et les bronches, associée à une atrésie, est rapportée. Lorsque la mort en laisse le temps et que la chose est possible, la gastrostomie associée à un abouchement de l'œsophage cervical à la peau est la seule option thérapeutique.

De nombreux cas sont rapportés pendant près de trois siècles avant qu'entre 1929 et 1940, Thomas Lanman de Boston tente vainement, par voie thoracique, de rétablir chirurgicalement la continuité œsophagienne chez une trentaine de petits patients. IL conclut néanmoins : « The successfull operative treatment of a patient with this anomaly is a question of time. »

En 1939, à l'université du Minnesota, Logan Leven (1902-1982) pratique, pour le nourrir, une gastrostomie chez un enfant de 2,5 kilos atteint d'une atrésie avec fistule de l'œsophage vers les bronches. L'année suivante, après avoir vainement tenté d'électrocoaguler la fistule, il la ligature en ouvrant le thorax. Deux mois plus tard, il enlève l'œsophage cervical. Bien plus tard encore, il rétablit la continuité par un lambeau de peau tubulisé qu'il place entre le sternum et la peau.

En 1941, à l'université du Michigan, Cameron Haight (1901-1970) réussit la première cure d'atrésie sans fistule chez une robuste enfant de douze jours. Peu après, il est confronté à un autre enfant présentant une fistule. Il réussit, par voie extrapleurale, à rétablir la continuité de l'œsophage par une suture en un plan après avoir lié la fistule. C'est encore une première. L'intervention restera la base du traitement moyennant de modestes modifications nécessitées par la grande variabilité des anomalies découvertes par la suite grâce à la radiologie.

RÉFÉRENCES

Haight C., « Congenital atresia of the esophagus with traceoesophageal fistula », *Annals of Surgery*, n° 120, 1944, p. 623.

Leven N. L., Varco R. L., Lannin B. G., Tongen L. A., « The surgical management of the congenital atresia of the esophagus and tracheo-esophageal fistula », *Annals of Surgery*, n° 136, 1942, p. 701.

Chirurgie de l'estomac

1. Un peu d'anatomie pour débuter

L'estomac s'étend de la fin de l'œsophage à son abouchement avec le duodénum, du cardia au pylore. La face droite est appelée petite courbure, la gauche grande courbure. La partie haute est la poche à air parce que l'air dégluti en avalant s'y rassemble. La partie inférieure s'appelle l'antre. L'estomac est innervé par le nerf vague qui se divise en deux branches.

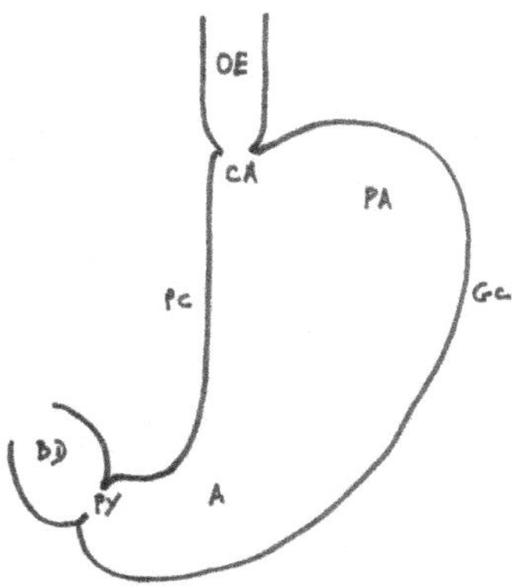

Œ=œsophage CA=cardia PA=poche à air PC=petite courbure GC=grande courbure A=antre PY=pylore BD=bulbe duodénal

2. Et un peu de terminologie

Gastrite : inflammation de l'estomac.

Ulcère : plaie plus ou moins profonde de la paroi gastrique ou duodénale.

Sténose du pylore : rétrécissement de la sortie de l'estomac.

Péritonite : inflammation du péritoine.

Gastrotomie : incision dans la paroi de l'estomac.

Gastrostomie : abouchement temporaire ou définitif de l'estomac à la peau.

Raphie : suture de la paroi de l'estomac.

Gastro-entérostomie : abouchement de l'estomac et du jéjunum.

Gastrectomie : résection partielle ou totale de l'estomac.

Pyloroplastie : opération destinée à élargir le pylore pour permettre la vidange gastrique.

Vagotomie : section du nerf vague.

***

Les gastrotomies pour corps étrangers

De tout temps, pour des motifs divers, l'homme a avalé des objets qu'une main secourable a bien voulu retirer de son estomac en incisant la paroi abdominale et l'estomac : la gastrotomie.

L'histoire rapporte qu'en 1602, à Prague, un paysan bohémien du nom de Mattheus, avaleur de sabres à l'occasion, avale malencontreusement un couteau long de neuf pouces au cours d'un spectacle donné pour les fêtes de Pâques. On tente alors de le retirer à l'aide d'aimants. Divers cataplasmes restent, on s'en doute, inefficaces. L'état du malheureux s'aggrave de jour en jour et après deux mois, n'y tenant plus, le pauvre Mattheus supplie un chirurgien-barbier de lui extraire la cause de ses souffrances. L'histoire est rapportée par Oswald Crollius, un médecin et alchimiste de Marbourg qui, de passage, avait assisté à l'événement. Elle fit si grand bruit que ledit couteau fut rangé parmi les objets de curiosité du cabinet impérial. Elle n'est, par contre, pas très précise quant au devenir de l'opéré, pas plus d'ailleurs que celui des treize autres interventions semblables rapportées entre 1602 et 1616. Les détails de leur déroulement, mal diffusés, sont perdus.

La première gastrotomie volontairement programmée et dont on peut affirmer la réussite date du XVIIe siècle. Dans les Mémoires de l'Académie Royale de Chirurgie, publiées à Paris en 1761 avec le privilège du Roi, François Gigot de la Peyronie (1678-1747), médecin de Louis XV, rapporte en effet qu'en 1635 un paysan de la région de Konigsberg nommé Andreas Grünheide, après une soirée de ripailles, est réveillé par des douleurs à l'estomac. Il s'enfonce un manche de couteau dans le gosier pour vomir. Le couteau, qu'il tient par la lame, lui échappe et quelques mesures de bière, dont il espère un soulagement, entraînent le couteau jusque dans l'estomac. Le malheureux essaye de se faire suspendre la tête en bas, espérant que la gravité viendrait à son secours ! Sans succès. Un mois plus tard, après bien d'autres manœuvres et autant de tergiversations, on confie à Daniel Schwaben ou Schwabius, un chirurgien spécialiste de la pierre, le soin d'inciser la paroi abdominale puis celle de l'estomac pour en retirer, non sans difficulté, l'encombrant ustensile qui mesurait dix pouces de longueur. L'estomac est suturé. La plaie cutanée est refermée. L'intervention est réussie.

Les barbiers cèdent alors la place aux chirurgiens qui pratiquèrent encore beaucoup d'autres gastrotomies avant que l'endoscopie rigide tout d'abord et flexible ensuite ne donne accès à la cavité gastrique sans recourir à la main du chirurgien.

RÉFÉRENCES

Becker D., *De cultrivoro Prussiaco observatio & curatio singularis decade positionum, variis rariorum observationem historiis refertarum*, Koënigsberg, Regiomonti, 1636.

Croll O., *Basilica chymica*, Francfort, Marnium et Aubrii, 1609.

de la Peyronie F., *Mémoires de l'Académie Royale de Chirurgie, Tome premier*, Paris, Théophile Barrois, 1761.

Les gastrostomies

Les premières gastrostomies, abouchement de l'estomac à la peau du ventre, furent d'abord des curiosités, séquelles d'accidents. La plus célèbre est sans conteste celle à travers laquelle un médecin américain, William Beaumont (1785-1853), étudie les propriétés du suc gastrique chez un trappeur canadien, Alexis Saint-Martin, porteur d'une fistule gastrique à la peau, séquelle d'une blessure abdominale par arme à feu. L'histoire est cruelle puisque le médecin s'attacha le trappeur comme domestique à des fins expérimentales. Ces gastrostomies accidentelles incitèrent néanmoins les chirurgiens à les réaliser intentionnellement, pour pouvoir alimenter les malades dans des cas d'obstruction de l'œsophage.

En 1837, Theodor Christian Egeberg (1847-1915), le chirurgien du roi Oscar II de Suède, réalise expérimentalement, et avec succès, une gastrostomie chez un chien. Une dizaine d'années plus tard, en 1849, Charles Emmanuel Sédillot (1804-1883), professeur au Val-de-Grâce puis à la faculté de médecine de Strasbourg, la pratique pour la première fois chez l'homme. Par une incision dans la paroi abdominale, il suture la paroi gastrique à la paroi abdominale puis l'incise et place une canule métallique obturée par un bouchon. Le malheureux patient décède rapidement mais Sédillot persévère. Nouvel échec en 1853. À décharge du praticien, il faut tout de même préciser que ces deux patients souffraient de cancers œsophagiens au stade terminal.

L'espoir d'alimenter les malades par gastrostomie gagne le monde entier mais sans plus de succès. C. E. Fenger, chirurgien de Frédéric VII, l'introduit au Danemark en 1853 en utilisant une voie d'accès sous-costale à laquelle il laisse son nom. En 1858, John Cooper Forster (1823-1886) fait de même en Angleterre. En 1866, Adolf Georg Jacob Von Thaden (1829-1879) l'importe en Allemagne et Frank F. Maury (1840-1879) aux États-Unis, à l'université de Philadelphie en 1869, pour pouvoir alimenter un homme de vingt-six ans souffrant d'un rétrécissement œsophagien d'origine syphilitique ne répondant plus aux dilatations. Malheureusement, les opérés décèdent toujours très rapidement après l'intervention.

Le premier patient qui survit à ce geste chirurgical est un homme de soixante-sept ans atteint d'un cancer œsophagien. En 1875, Sydney Jones, chirurgien au St Thomas' Hospital de Londres, à travers une large incision allant du sternum au pubis, répète le geste de Maury puis alimente le patient avec du lait, des œufs et du brandy. Le patient survit un mois puis décède des suites du cancer.

Alors que l'alimentation artificielle des malades avait été la seule motivation des gastrostomies, une nouvelle indication apparaît. En 1876, en France, Aristide Verneuil (1823-1895), célèbre professeur de chirurgie à l'Hôpital de la Pitié à Paris, obtient la première guérison chez un patient de dix-sept ans victime d'une brûlure caustique de l'œsophage. Le jeune homme survit seize mois mais décède malheureusement de tuberculose. L'année suivante, Friedriech Trendelenburg (1844-1924), un chirurgien de Bonn, fondateur de la société chirurgicale allemande, réalise la première gastrostomie chez un jeune enfant de huit ans qui avait avalé un liquide corrosif. Aux États-Unis, la première réussite pédiatrique est obtenue en 1880 à l'University Medical College de New York par Lycurgus Lafayette Staton (1849-1921) chez un jeune garçon de 8 ans souffrant d'une sténose caustique de l'œsophage. Il reprend l'incision sous-costale de Maury mais obture la gastrostomie abdominale au moyen d'une sonde en forme de bobine qui assure l'étanchéité tant au niveau de l'estomac qu'à la peau. Au bout de deux mois, le garçon peut mâcher sa nourriture puis l'injecter dans la sonde. Il décédera à 26 ans d'une autre affection.

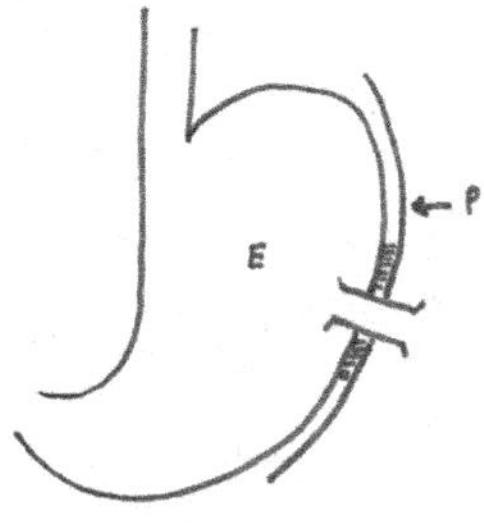

Gastrostomie
E=estomac P=peau

En 1894, à l'université de Cleveland, Martin Stamm (1847-1918) publie une nouvelle technique de gastrostomie encore en usage aujourd'hui malgré de légères modifications apportées par Lester Reynolds Dragstedt (1893-1975) en 1933 et d'autres par la suite.

À l'heure des réussites succède celle des effets secondaires. L'incontrôlable fuite de liquide gastrique par l'orifice cutané devient la préoccupation principale des chirurgiens. Les procédés se multiplient donc pour y pallier en assurant une continence aussi parfaite que possible. Diverses modifications de l'abouchement sont envisagées : un allongement de la stomie (conisation), l'orientation oblique du cône, la rotation du cône sur lui-même, l'invagination de la paroi gastrique, l'interposition de l'intestin grêle ou du colon, l'abouchement dans un espace intercostal, l'oblitération par des cathéters de forme de plus en plus sophistiquée, la réalisation d'une valve anti-reflux et même une tentative d'assurer la continence en utilisant le muscle grand droit de l'abdomen.

Le grand nombre de ces techniques suffit à expliquer leur relative inefficacité. Elles tombent rapidement dans l'oubli même si certaines sont encore utilisées aujourd'hui au prix de quelques adaptations dans des situations très particulières.

La révolution suivante date de 1980. Michael W. L. Gauderer, chirurgien pédiatrique à l'hôpital pour enfants de Greenville en Caroline du Sud et Jeffrey L. Ponsky, chef de service de chirurgie endoscopique à l'université de Cleveland mettent au point la gastrostomie percutanée endoscopique. L'histoire nous est contée par ce dernier : « Au printemps 1979, à l'hôpital Rainbow Babies and Childrens de Cleveland, je pratiquais une gastroscopie chez un jeune patient du Dr Michael Gauderer, un jeune chirurgien pédiatrique, innovateur et talentueux. Celui-ci, fasciné par la lumière qui brillait sur l'abdomen du petit patient, m'interpella pour me confier ses réflexions sur la réalisation d'une gastrostomie mini-invasive. Ensemble, nous avons élaboré une technique permettant de réaliser une gastrostomie percutanée guidée par endoscopie. En utilisant le matériel disponible, nous avons conçu le premier tube de gastrostomie percutanée. » Après avoir informé les parents qu'en cas d'échec, le retour à la laparotomie restait une option possible, les auteurs tentent l'aventure chez un nourrisson de quelques mois. Utilisant comme repère la lumière du gastroscope, l'estomac est ponctionné à travers la paroi abdominale, un fil de soie est inséré dans la cavité gastrique, récupéré par la pince à biopsie du gastroscope et ramené par la bouche. Au fil est alors liée une sonde à ballonnet qui est attirée, à travers l'estomac et fixée en traction à la paroi abdominale. Si Gauderer a été l'initiateur de la méthode, Ponsky en fut le vulgarisateur.

Le problème se pose alors de mettre au point des dispositifs non irritants et à la fois parfaitement continents pour maintenir la gastrostomie ouverte et éviter les fuites génératrices d'irritations cutanées. Des tubes en silicone, plus souples et mieux tolérés, remplacent rapidement les premiers cathéters en métal et en caoutchouc. Divers systèmes d'amarrage à la peau en assurent la pérennité.

En 1981, un médecin canadien de Calgary, Roy M. Preshaw, effectue la première gastrostomie dite « radiologique ». Sous anesthésie, une sonde à ballonnet est placée dans l'estomac, à travers la paroi abdominale sous contrôle échographique.

RÉFÉRENCES

Dragstedt L. R., Haymond H. E., Ellis J. C., « Cannula gastrostomy and enterostomy », *Surg Gynecol Obstet,* n° 56, 1933, p. 799.

Gauderer M. W. *et al.*, « Gastrostomy without laparotomy: a percutaneous endoscopic technique », *J Pediatr Surg*, n° 15, 1980, p. 872.

Jones S., « Gastrostomy for Stricture (Cancerous?) of the Oesophagus : Death from Bronchitis Forthy Days after Operation », *Lancet*, n° 1, 1875, p. 678.

Maury F. F., Case of stricture of the esophagus in which gastrostomy was performed », *Am J Med Sci*, n° 59, 1870, p. 365.

Preshaw R. M., « A percutaneous method for inserting a feeding gastrostomy tube », *Surg Gynecol. Obstet* n° 152, 1981, p. 658.

Sedillot C. E., « De la gastrostomie fistuleuse », *Compt Rend Acad Sci*, n° 23, 1846, p. 227.

Stamm M., « Gastrostomy by a new method », *Med News*, n° 65, 1894, p. 324.

Staton L. L., « Gastrotomy or gastrostomy », North *Carolina Med J*, n° 6, 1880, p. 83.

L'ulcère gastrique

1. La simple suture

En 1880, un jeune homme à demi-conscient est admis à l'Allgemeines Krankenhaus de Vienne pour des douleurs abdominales anciennes, récemment exacerbées. Le diagnostic clinique est en faveur d'une péritonite. Le malade est transféré dans le service du célèbre Théodor Billroth où il est opéré par Jan Mikulicz, un assistant de garde à l'avenir très prometteur. L'ouverture de l'abdomen confirme la péritonite dont l'origine, comme prévu cliniquement dès l'admission à l'hôpital, s'avère être un ulcère perforé sur la petite courbure gastrique. Après vidange de l'estomac, l'ulcère est suturé, la cavité abdominale nettoyée à grande eau et la paroi refermée. Surprise, l'autopsie ne montre pas d'ulcère ! Il s'agit de fait d'une rupture spontanée de l'estomac.

En 1884, un cas semblable se présente dans le même service. Cette fois, un ulcère duodénal est découvert et c'est encore Jan Mikulicz-Radecki (1850-1905) qui opère le patient. Il réalise la première suture (raphie) de l'histoire pour ulcère perforé dans la cavité abdominale. Ceci dit, il faut croire que Mikulicz n'est pas fort convaincu puisqu'il faut attendre cinq ans avant qu'il ne récidive et ce fut un échec ! La chirurgie de la péritonite sur ulcère perforé est à l'époque grevée d'une très lourde mortalité opératoire, d'autant plus lourde que les prises en charge des malades sont souvent tardives.

En 1887, John Taylor, un chirurgien de Birmingham réussit la première raphie en Angleterre et le Chirurgien Major Antoine Poncet fait de même en France à l'Hôtel-Dieu de Lyon en 1890.

En cas de péritonite, la simple raphie reste le choix préférentiel de la plus grande partie des chirurgiens au cours des dix dernières années du XIXe siècle.

2. De la résection de l'ulcère à la gastro-entérostomie

Au début des années 1880, les chirurgiens qui s'aventurent dans la chirurgie du cancer gastrique imaginent appliquer les mêmes procédures que pour le traitement de la maladie ulcéreuse. Si face à une tumeur ils n'avaient rien à perdre, il n'en est évidemment pas de même pour une pathologie à priori moins dangereuse.

En août 1881, Vincenz Czerny (1842-1916), un chirurgien austro-allemand, également ancien disciple de Billroth, se rend au Congrès international de médecine de Londres pour y présenter les résultats des travaux expérimentaux et des interventions réalisées en Allemagne pour les cancers gastriques. À cette occasion, il déborde du cadre strictement oncologique pour suggérer que la résection de l'estomac soit également proposée pour des sténoses du pylore, voire même pour des lésions ulcéreuses. Son intervention n'a guère d'écho et ne soulève aucune discussion. C'est donc logiquement Czerny qui va procéder à la première résection d'un ulcère gastrique.

En 1882, un patient de quarante et un ans lui est adressé pour des vomissements alimentaires incessants remontant à deux ans et de vives douleurs abdominales. Son état de santé s'est progressivement détérioré et une masse est apparue au niveau de l'estomac. L'intervention est inévitable. À l'ouverture de l'abdomen, de fortes adhérences avec le foie et le pancréas interdisent une simple résection du pylore. Czerny décide donc de le laisser en place et de se limiter à aboucher l'estomac à l'intestin, une gastro-entérostomie, pour rétablir le transit. L'estomac ouvert, il palpe un ulcère de la petite courbure gastrique et se rend compte que l'obstruction du pylore qui expliquait les vomissements n'est qu'un processus inflammatoire. Au lieu de la gastro-entérostomie programmée, une simple résection de la lésion ulcéreuse conduit à la guérison du patient.

En 1883, à Cracovie, un jeune homme âgé de vingt ans est adressé à Ludwig Rydygier, un élève de Jan Mikulicz-Radecki, pour des douleurs épigastrique anciennes, des vomissements sanglants plus récents et des difficultés à s'alimenter. Après une amélioration transitoire sous traitement médical, les maux reprennent de plus belle et une intervention est programmée. À l'ouverture de l'abdomen, Rydygier constate que l'ulcère n'est pas situé au pylore mais dans le duodénum ce qui rend inutile l'ablation programmée du pylore. Rydygier décide refermer l'abdomen sans rien faire et de livrer le patient à son destin. Pendant quatre mois, l'état général du patient continue à se dégrader. Devant cette évolution défavorable et après mûre réflexion, Rydygier décide tout de même de tenter ce que Czerny avait imaginé sans en avoir besoin. C'est la première gastro-entérostomie pour ulcère de l'histoire. À l'époque, cette intervention, qui n'avait été pratiquée que pour des tumeurs malignes, ne jouissait pas d'un bon pronostic tant la mortalité opératoire était importante. L'opération a donc lieu quatre mois après la première. Après quelques semaines très orageuses, elle peut être considérée comme un succès et Rydygier estime que la gastro-entérostomie est une intervention légitime dans le traitement de l'ulcère pylorique sténosant. En 1884, Rydygier récidive avec succès mais, cette fois pour un ulcère de l'estomac. Malgré ces deux succès, l'opinion médicale reste difficile à convaincre pendant de nombreuses années.

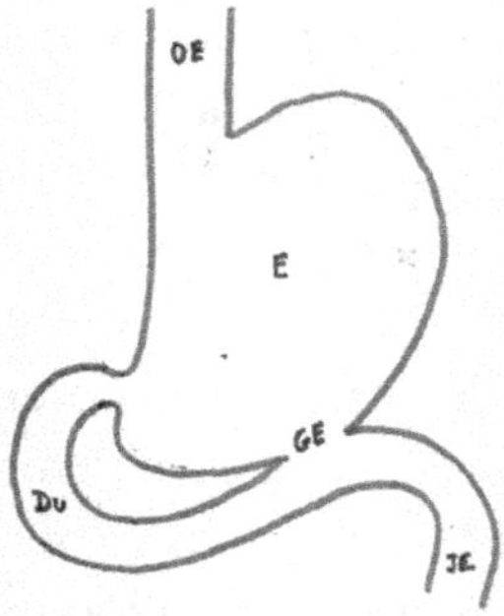

Gastro-entérostomie selon Rydygier
Œ=œsophage E=estomac DU=duodénum GE=gastroentérostomie JE=jéjunum

***

3. La vagotomie et la pyloroplastie

En 1901, Mathieu Jaboulay (1860-1913), chirurgien major à l'Hôtel-Dieu de Lyon, sectionne le nerf vague pour soulager des douleurs gastriques attribuées au tabes, une forme de syphilis nerveuse. C'est la première vagotomie de l'histoire. En 1912, Eugen Bircher (1882-1956), médecin et directeur de l'hôpital de Lausanne, se limite à une section de la branche gauche du nerf vague pour des vomissements incontrôlables malgré une gastro-entérostomie.

La physiologie ayant fait d'importants progrès, le contrôle par le nerf vague de la sécrétion acide de l'estomac devient une réalité, d'où l'idée de le sectionner pour réduire l'acidité et accélérer la guérison de l'ulcère. Le chirurgien et anatomiste français André Latarget (1877-1947) est l'initiateur de la première vagotomie pour traiter un ulcère gastroduodénal en 1921. Cet événement n'a pas grand retentissement jusqu'à ce que Lester Reynold Dragstedt (1893-1975) remette l'intervention en vigueur à l'université de Chicago en 1943. Comme un tiers des patients présentent des malaises dus à des troubles de vidange gastrique, il complète l'opération en élargissant le pylore (pyloroplastie) ou en abouchant l'estomac à l'intestin grêle pour assurer une vidange gastrique satisfaisante.

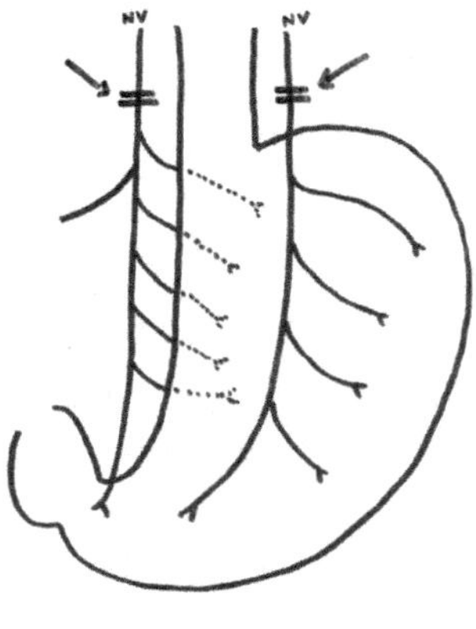

Dragstedt 1921
NV=nerf vague

En 1948, un chirurgien suédois, Curt Franksson (1916-2007), pour remédier à ces inconvénients, innove et réalise la première vagotomie sélective. Au lieu de sectionner le nerf vague au niveau du cardia, il propose de l'interrompre plus bas pour épargner les filets nerveux destinés au reste du tube digestif. La pyloroplastie n'en reste pas moins toujours nécessaire car, si l'intervention est correctement pratiquée, l'estomac est dénervé en totalité. Harold W Burge (1909-1976), chirurgien au West London Hospital, diffuse la technique en Angleterre tandis que Richard Gentry Jackson, de l'université du Michigan, Henri Nelson Harkins (1905-1967) et Charles A Griffith (1922-1993), tous deux de l'université de Washington à Seattle, font de même aux États-Unis.

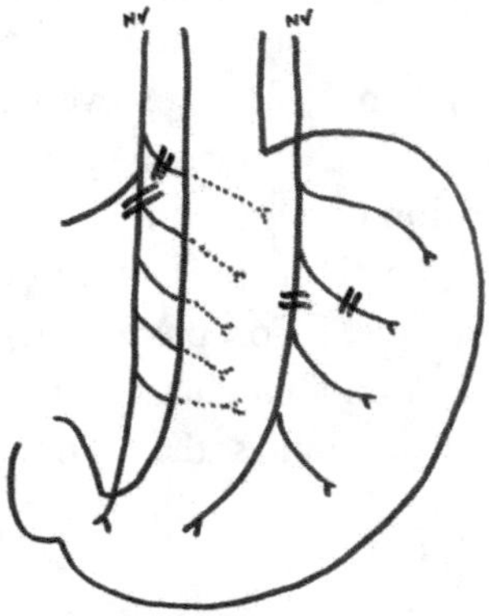

Franksson 1948

En 1969, Terence Kennedy et l'équipe du Royal Hospital de la Queen's University de Belfast imaginent la vagotomie supra-sélective. Cette fois, ce sont les branches terminales du nerf vague qui sont minutieusement interrompues au niveau de la paroi gastrique, ce qui évite la nécessité du drainage gastrique mais requiert une grande compétence chirurgicale et allonge considérablement le temps opératoire.

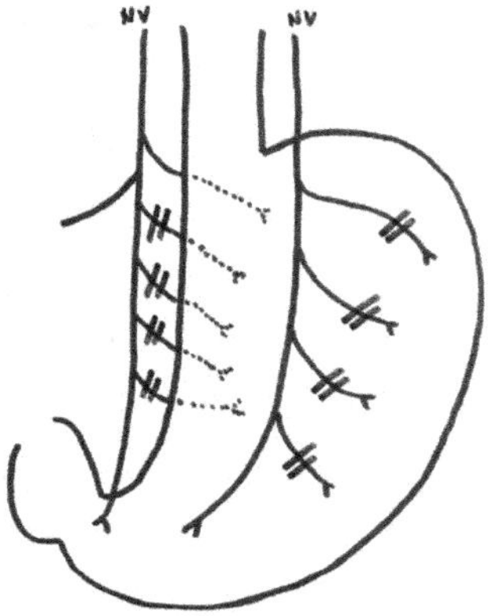

Kennedy 1969

Enfin, quelques vagotomies supra-sélectives sont réalisées par cœlioscopie avant que l'arrivée de puissants médicaments antisécrétoires (anti-H2, IPP) ne relègue la chirurgie pour ulcère aux oubliettes de l'histoire.

RÉFÉRENCES

Czerny V., « Beitrage zu den Operationen am Magen », *Wiener Medizinische Wochenschrift,* n° 34, 1884, p. 566.

Dragstedt L. R., Owens M. L. Jr, « Supra-diaphragmatic section of the vagus nerves in treatment of duodenal ulcer », Proc *Soc Exp Biol Med,* n° 53, 1943, p. 152.

Frankson C., « Selective abdominal vagotomy, *Acta Chir Scand,* n° 96, 1948, p. 409.

Griffith C. A., Harkins H. N., « Partial gastric vagotomy, an experimental study », *Gastroenterology,* n° 32, 1957, p. 96.

Kennedy T., Johnston G. W., Mac Rae E. A., « Proximal gastric vagotomy: interim results of a randomized controlled trial », *Br Med J,* n° 2, 1975, p. 301.

Mikulicz J., « Ueber Laparotomie bei Magen- Und Darmperforation », *Sammlung Klinischer Vortrage,* n° 3, 1884, p. 262.

Sablinski T., Tilney N. L., « Ludwik Rydygier and the first gastrectomy for peptic ulcer », *Surg gynec obst,* n° 172 (6), 1991, p. 493.

Le cancer gastrique

Toute l'histoire de la résection de l'estomac pour cancer, la gastrectomie, va se jouer dans les vingt dernières années du XIXe siècle.

En 1879, Jules Émile Péan (1830-1898), chef du service de chirurgie de l'hôpital Saint-Louis à Paris, décrit, dans la Gazette des Hôpitaux, la première ablation partielle de l'estomac pour une tumeur maligne. L'intervention est malheureusement un échec.

L'année suivante, Ludwik Rydigier (1850-1920), successeur de Jan Mikulicz-Radecki (1850-1905), renouvelle l'expérience à l'université de Cracovie, mais toujours sans succès. Le patient meurt douze heures après l'intervention.

La première réussite d'une gastrectomie programmée est attribuée à Christian Albert Theodor Billroth (1829-1894) à l'université de Vienne. La patiente, Thérèse Heller, âgée de quarante-trois ans, est alitée et vomit tout ce qu'elle ingurgite. Le pouls est rapide et filant. Une tuméfaction est palpable dans l'épigastre. Le diagnostic d'obstruction due à une tumeur gastrique paraît évident. Se sentant condamnée, la patiente accepte une intervention qui n'est encore qu'expérimentale. Billroth est au courant de l'échec essuyé, en 1879, par Péan, mais ignore encore l'insuccès récent de Rydigier. L'intervention a lieu le 29 janvier 1881. Après un lavage soigneux de l'estomac et un lavement nutritif peptoné, la patiente est anesthésiée au chloroforme. Un jeune chirurgien prometteur puisqu'il sera plus tard professeur de chirurgie à l'université de Prague, Anton Wölfler (1850-1917), assiste Billroth. L'opération se déroule sous antisepsie. L'ouverture de l'abdomen met en évidence une volumineuse tumeur de l'antre obstruant le pylore. Les vaisseaux sont ligaturés le long des courbures gastriques. L'estomac est sectionné obliquement et la tumeur est enlevée. La section gastrique est partiellement suturée et abouchée au duodénum par cinquante points au fil de soie. Thérèse

Heller survit pendant quatre mois mais décède finalement des suites de son cancer. L'intervention portera le nom de Péan en France et de Billroth I internationalement.

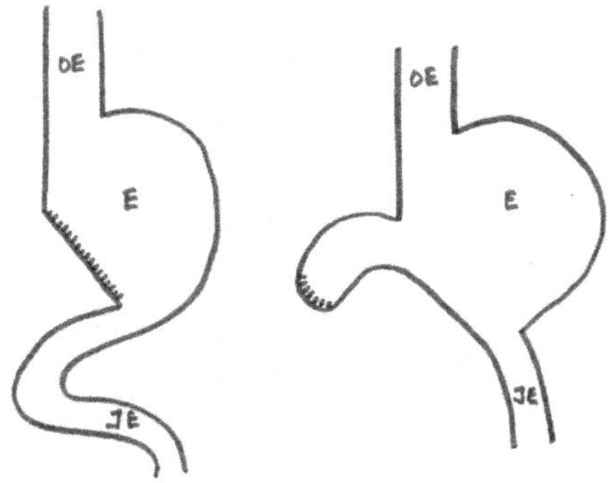

Billroth I *Billroth II*
Œ=œsophage E=estomac JE=jéjunum

Peu après sa première réussite et pour éviter les troubles digestifs consécutifs au passage trop rapide du bol alimentaire dans le duodénum, Billroth propose une variante dans laquelle le moignon duodénal est suturé et l'estomac est abouché à la première anse grêle. Cette intervention sera nommée Billroth II.

Pour éviter les désagréments du reflux biliaire dans l'estomac, Anton Wölfer (1850-1917), devenu entretemps professeur de chirurgie à Graz, introduit, en 1883, le montage dit Roux-en-Y qu'il avait imaginé deux ans auparavant et que César Roux (1857-1934), un chirurgien vaudois, popularisa à Lausanne en 1887 en lui laissant son nom.

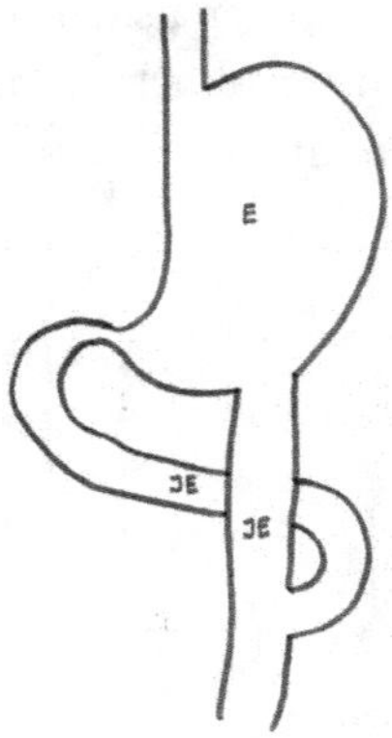

Wölfer 1883
E=estomac JE=jéjunum

La première gastrectomie totale pour cancer est réalisée, en 1897, par Carl Schlatter (1864-1934), un autre élève de Billroth, devenu professeur de chirurgie à l'université de Zurich. L'observation est publiée dans le *Lancet*. Après fermeture du duodénum, une anse grêle est abouchée à l'œsophage. Le patient survit à l'intervention mais décède un an plus tard très vraisemblablement de l'extension de la tumeur.

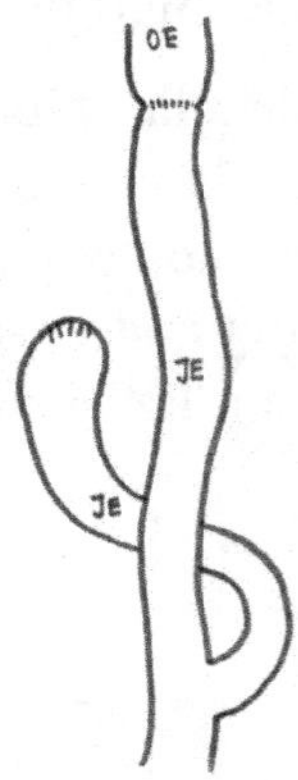

Schlatter 1897
Œ=œsophage JE=jéjunum

En 1897, deux ans après la découverte des rayons X par Roentgen, Walter Bradford Cannon (1871-1945), encore étudiant à Harvard, remplit de baryum des estomacs d'animaux puis d'humains et les étudie radiologiquement. Dans les années qui suivent, le diagnostic purement clinique fait place à la confirmation des hypothèses par des images radiologiques de plus en plus performantes.

L'intervention préconisée par Billroth reste la base des gastrectomies même si, par la suite, plusieurs aménagements y sont apportés, toujours dans l'intention d'éviter les effets secondaires. Trois chirurgiens contribuent à ces modifications : en 1888, Rudolf Ulrich Krönlein (1847-1910), professeur de chirurgie à l'hôpital cantonal de Zurich, l'année suivante, Anton Freiherr von Eiselsberg (1860-1939), un chirurgien autrichien, et plus tard, le célèbre chirurgien germano-polonais, Jan Mikulicz-Radecki (1850-1905).

Celles apportées en 1905 par Franz von Hofmeister (1867-1926), professeur à Tübingen, et reprises en 1914 par Hans Finsterer (1877-1955), un chirurgien autrichien, passent à la postérité sous le vocable opération de Hofmeister-Finsterer.

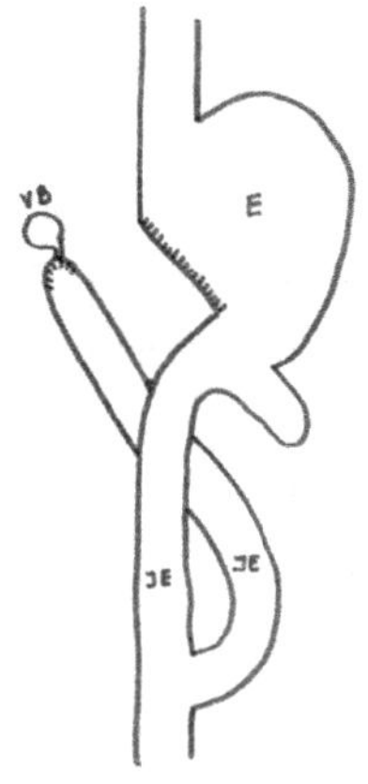

Hofmeister 1905-Finsterer-1914

Enfin, en 1911, pour prévenir le risque d'une récidive tumorale sur l'abouchement entre l'estomac et le duodénum, Eugen A. Polya (1876-1944) à Budapest et Friedrich Paul Reichel (1858-1934) à Breslau préfèrent relier l'estomac à l'intestin grêle. Leurs noms resteront associés pour cette opération qui emportera les suffrages et restera la plus communément utilisée à l'avenir.

Vers le milieu du XXe siècle, une fois achevée l'étude approfondie du système lymphatique gastrique, la nécessité d'en faire l'ablation, déjà évoquée à la fin du siècle précédent par Mikulicz pour réduire les risques de récidive, devint évidente et réalisable.

En 1988 à l'université de Yamaguchi, l'endoscopiste japonais Masahiro Tada réalise la première résection par gastroscopie d'un petit cancer muqueux. Cette résection superficielle est bientôt suivie d'une résection étendue en profondeur, à la sous-muqueuse, pour des lésions un peu plus avancées. Ces techniques sont rapidement adoptées dans le monde et particulièrement en Asie où les cancers gastriques sont fréquents.

RÉFÉRENCES

Billroth T., « Offenes schreiben an Herrn Dr. Wittelshofer », *Wien Med Wochenschr,* n° 31, 1881, p. 162.

Clément G., Roux C., *L'homme et le chirurgien*, Lausanne, Payot, 1935.

Finsterer H., « Ausgedehnte Magenresektion bei Ulcus duodeni statt der Duodenalresektion bzw. Pylorusausschaltung », *Zentralblatt für Chirurgie*, n° 45, 1918, p. 434.

Harkins H. N., Nyhus L. M., *Surgery of the Stomach and Duodenum*, Boston, Little, Brown and Company, 1962.

Péan J. E., « De l'ablation des tumeurs de l'estomac par gastrectomie », *Gazette des Hôpitaux,* n° 52, 1879, p. 473.

Polya E., *Zur Stumpfversorgung nach Magenresektion*, Leipzig, Zentralblatt für Chirurgie, 1911.

Rydygier L., « Wyçiecie raka od Ywiernika zol dkowego, oemieraew godzinach », *Przeglad lekarski Warsaw*, n° 19, 1880, p. 637.

Schlatter C., « Ueber ernährung und verdauung nach vollständiger endfernung des magens », *Chirurg*, n° 19, 1897, p. 757.

Sung H. N., ⌧Woo J. H., *Surgery for Gastric Cancer*, Berlin-Heidelberg, Springer Verlag, 2018.

Tada M, Murakami A, Karita M, Yanai H, Okita K., « Endoscopic resection of early gastric cancer », *Endoscopy*, n° 25, 1993, p. 445.

Wölfer A., « Gastro-enterostomie », *Zentralb Chir*, n° 8, 1881, p. 705.

La sténose du pylore

La sténose ou rétrécissement du pylore affecte le nourrisson dès la naissance. Elle est due à une augmentation de volume du muscle entourant le pylore et se traduit par des vomissements de lait non digéré.

En 1717, Patrick Blair (1665-1728), médecin écossais, reçu membre de la Royal Society pour avoir disséqué un éléphant, pratique l'autopsie d'un enfant de cinq mois, profondément émacié et qui ne pesait que cinq malheureuses livres. Depuis l'âge d'un mois, ce nourrisson vomissait ses repas tout en restant doté d'un appétit féroce et sans prendre de poids. Blair constate que l'estomac est très dilaté et que le pylore est cartilagineux, comme ossifié, empêchant tout passage de nourriture. C'est la première évocation connue de la sténose hypertrophique du pylore que décrira officiellement le pédiatre danois Harald Hirschprung en 1888..

En 1884, à l'Ospedale Sant'Orsola de l'université de Bologne, Pietro Loreta (1831-1889), procède à une dilatation forcée au doigt à travers une gastrostomie. L'indication n'est pas claire et le résultat n'est pas convaincant. En 1900, à Glasgow, James H. Nicoll (1864-1921) dilate le pylore comme Loreta mais avec un dilatateur mécanique. Tout aussi insatisfait que son prédécesseur, il préfère dériver la nourriture par une gastro-entérostomie qui, sans être dénuée de risque, reste l'option unanimement admise.

En 1902, Walter Hermann von Heineke (1834-1901), à l'université d'Erlangen, et Jan von Mikulicz-Radecki (1850-1905), à l'université de Wroclaw, laissent tous les deux leurs noms à une intervention, la pyloroplastie, qui fera l'unanimité par la suite. Le pylore est incisé longitudinalement et suturé transversalement, ce qui élargit l'orifice et résout le problème.

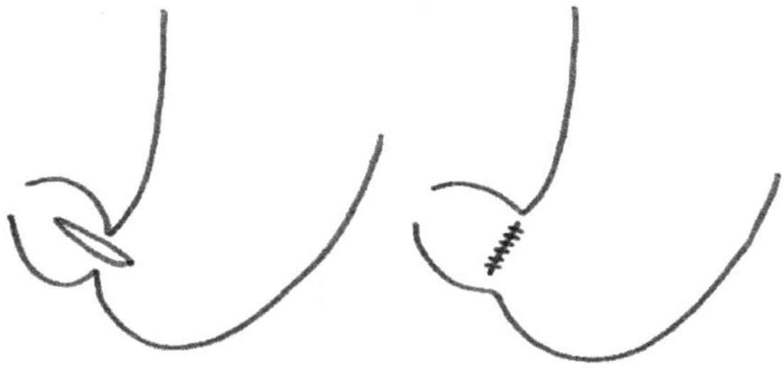

Heineke-Mikulicz

La même année, John Finney (1863-1942), qui sera le fondateur et le premier président de l'American College of Surgeons, préfère une large incision en fer à cheval partant de l'antre et se prolongeant loin sur le duodénum.

En 1907, le chirurgien parisien Pierre Fredet (1870-1946), chef du Service médical de la Compagnie des chemins de fer français et membre de l'Académie de médecine, sectionne le pylore mais en prenant soin de respecter scrupuleusement la muqueuse pour faciliter la cicatrisation. En 1911, cette judicieuse et salutaire idée est complétée par Conrad Ramstedt (1867-1963), un chirurgien allemand qui dirige le service de chirurgie à la Raphaël Klinik de Münster. Il recouvre en plus la plaie d'épiploon. Laissons-lui la parole : « À la laparotomie, je fus surpris de découvrir une tumeur pylorique aussi grosse que mon pouce. Après incision de cette tumeur jusqu'à la muqueuse, sur une distance de deux centimètres, j'eus l'impression que la sténose était levée. Je tentai alors cependant de réaliser une plastie transversale mais, sous tension, le premier point, déjà, déchira la paroi. L'idée me vint que cette plastie était inutile. […] Je laissai l'incision béante et la couvris par de l'épiploon par simple sécurité. L'enfant vomit quelques fois encore dans les premiers jours puis récupéra rapidement. »

Petite injustice de l'histoire, l'intervention portera le nom de Ramstedt. Peut-être ce dernier n'avait-il pas entendu parler de Fredet qui n'avait publié son expérience qu'en 1910 ?

Ernst Heller s'inspirera de ce procédé pour traiter le cardiospasme en 1913.

Tout est dit sinon qu'en 2006, à l'hôpital Sant'Andrea de Spezia en Italie, Elisabeth Moggia pratique, pour la première fois et avec succès, l'intervention de Finney par laparoscopie chez une femme de cinquante ans, hospitalisée pour un ulcère bulbaire perforé ayant entraîné d'importants délabrements muqueux.

RÉFÉRENCES

Blair P., « An Account of the Dissection of a Child », *Philosoph Trans R Soc*, 1717, pp. 30-35.

Finney J. M. T., « A new method of pyloroplasty », *John Hopkins Bull*, n° 13, 1902, p. 155.

Fredet P., Lesne E., « Sténose hypertrophique du pylore chez un nourrisson, Résultat anatomique de la pylorotomie sur un malade traité et guéri depuis 3 mois », *Bull Mem Soc Nat Chir*, n° 54, 1908, p. 1050.

Loreta P., « Divulsioni del piloro e del cardias », *Gazz Osp*, n° 8, 1887, p. 803.

Nocoll J., « Congenital Hypertrophic Stenosis of the Pylorus », *Brit Med J*, n° 2, 1900, p. 571.

Ranstedt C., « Zur Operation der angeborenen Pylorusstenose », *Med Klin*, n° 8, 1912, p. 1702.

La chirurgie de l'intestin grêle

1. Un peu d'anatomie pour débuter

L'intestin grêle relie l'estomac au cæcum, la première partie du gros intestin. Il se compose de trois parties : le duodénum, le jéjunum et l'iléon. En dehors de propulser les aliments (le péristaltisme), il résorbe les nutriments nécessaires au bon fonctionnement de l'organisme. Sa vascularisation est assurée par l'artère mésentérique supérieure.

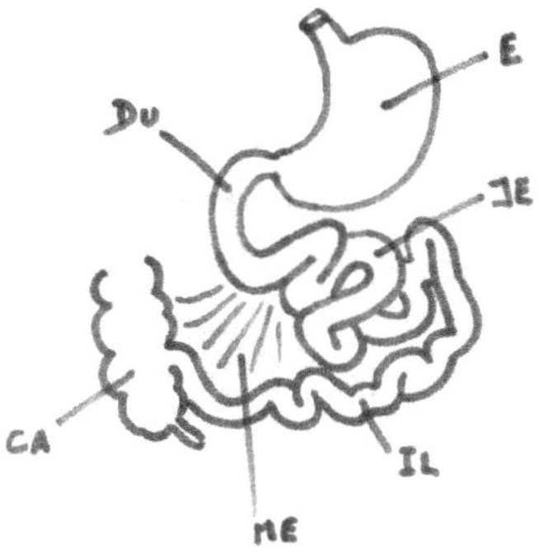

E=estomac DU=duodénum JE=jéjunum IL=iléon ME=mésentère CA=caecum

2. Et un peu de terminologie

Occlusion intestinale : obstruction intestinale.

Sténose intestinale : rétrécissement de l'intestin.

Invagination intestinale : l'incorporation d'un segment d'intestin dans la portion intestinale située plus en aval.

Hernie étranglée : blocage d'une anse grêle dans un sac herniaire.

Infarctus intestinal : gangrène d'un segment plus ou moins étendu de l'intestin.

Péristaltisme : ensembles des contractions intestinales qui font progresser les aliments.

Embolie : obstruction brutale d'un vaisseau par un caillot de sang formé en amont.

Ectopie gastrique : présence de muqueuse gastrique ailleurs que dan l'estomac.

Jéjunostomie : abouchement du jéjunum à la peau.

Iléostomie : abouchement de l'iléon à la peau.

Colostomie : abouchement du côlon à la peau.

Iléocolostomie : abouchement de l'iléon au côlon.

Iléosigmoïdostomie : abouchement de l'iléon au sigmoïde.

Stricturoplastie : procédé permettant d'élargir une sténose.

***

À moins de provoquer de vives douleurs ou une obstruction intestinale, la plupart des affections du grêle furent longtemps des découvertes opératoires fortuites, ou malheureusement d'autopsies, et ce jusqu'à ce que la radiologie en permette le diagnostic avant l'intervention.

3. L'occlusion intestinale d'origine mécanique

Dans l'occlusion intestinale, la progression des gaz intestinaux et des aliments prédigérés est entravée. La cause est le plus souvent mécanique (adhérences, la torsion d'une anse intestinale, une hernie étranglée), plus rarement une tumeur. Une prise en charge rapide s'impose faute de quoi l'intestin endommagé devra parfois être plus ou moins partiellement retiré.

La petite histoire attribue la première résection intestinale à Philipp Friedriech Ramdohr (1694-1755), chirurgien personnel du duc de

Braunschweig-Lüneburg. En 1727, à Wolfenbüttel en Basse-Saxe, il aurait réséqué, avec succès, soixante centimètres d'intestin grêle gangrené, étranglé dans un sac herniaire.

La suture des intestins, qui est devenue aujourd'hui une banalité, a posé bien plus de problèmes aux chirurgiens que la résection elle-même.

En 1823, après avoir testé les sutures intestinales sur des animaux, Antoine-Joseph Jobert de Lamballe (1799-1867), interne des Hôpitaux de Paris, donne lecture à la section de chirurgie de l'Académie de Médecine d'un Mémoire relatif à un nouveau procédé d'invagination de l'intestin dans le cas de section transversale. L'innovation consiste à mettre en contact des membranes de même nature, séreuse contre séreuse, pour obtenir leur adhésion et une meilleure cicatrisation. Il invagine donc l'extrémité inférieure en elle-même et y introduit l'extrémité supérieure avant de suturer le tout par des points transfixiants séparés. Trois ans plus tard, Antoine Lembert (1802-1851), chirurgien interne des Hôpitaux, adapte la suture de Jobert dans les cas où l'intestin n'est pas totalement sectionné. Toutes les modifications ultérieures de ces techniques de suture ont pris en compte ce principe d'invagination.

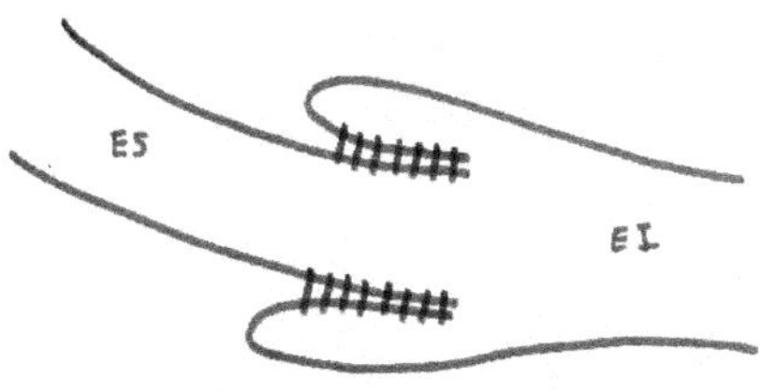

Lamballe 1823
ES=extrémité supérieure EI=extrémité inférieure

En 1731, William Cookesley enlève avec succès quinze centimètres d'iléon gangrené, coincé dans une hernie inguinale étranglée. Il emporte en plus l'appendice.

En matière d'occlusion intestinale, la laparotomie, accompagnée ou non de résection ou d'un anus de dérivation temporaire, reste le standard chirurgical jusqu'à ce qu'en 1991, Denis F. Bastug, au département de Chirurgie du Charleston Area Medical Center en West Virginia, libère, par laparoscopie cette fois, une bride à l'origine d'une occlusion chez une adolescente. Malgré de nombreuses études tentant à démontrer les avantages de l'endoscopie sur la chirurgie conventionnelle, les avis restent partagés. Dans les dernières années, un consensus paraît se dégager confortant l'idée que le degré de complexité de l'affection est un élément essentiel du choix de la technique.

RÉFÉRENCES

« Nouveau procédé d'entéroraphie ou suture des intestins, Bulletin universel des sciences et de l'industrie », 1826, p. 112

A considerable Share of the Intestines cut off after Mortification in a Hernia, and cured by Mr. William Coohesley, surgeon in Crediton, Medical Observations and inquiries by a Physicians Society in London Vol. III, 1769.

Bastug D. F., Trammels W., Boland J. P. ,Mantz E. P., Tiley E. H., « Laparoscopic adhesiolysis for small bowel obstruction », *Surg Laparosc Endosc*, n° 1, 1991, p. 259.

L'infarctus mésentérique

L'infarctus mésentérique survient lorsqu'un vaisseau nourrissant l'intestin est obstrué. L'anse intestinale qui en dépend se détruit, se nécrose. Sans une intervention rapide pour rétablir l'apport sanguin, cette anse va mourir et devra être enlevée.

C'est à un médecin florentin, promoteur et défenseur de l'autopsie pour déterminer la cause des décès, Antonio Benivieni (1443-1502), que nous devons la première description de l'infarctus mésentérique au XVe siècle. Il faut patienter jusqu'en 1843, pour que Friedrich Tiedemann (1781-1861), professeur d'anatomie à l'université d'Heidelberg, décrive, pour la première fois, une thrombose de l'artère mésentérique. En 1847, le célèbre pathologiste allemand, Rudolf Ludwig Karl Virchow (1824-1902), établit la relation entre l'infarctus intestinal et la thrombose de l'artère mésentérique. En 1864, dans une thèse défendue à Strasbourg, Hermann démontre l'origine embolique de certaines occlusions.

Dans « Études physiologiques et pathologiques sur les infarctus viscéraux. » publiée en 1867, Charles Lefeuvre s'exprime en ces termes : « Quand on connaît les belles arcades anastomotiques qui réunissent les différentes pyramides des artères mésentériques, pour qu'une oblitération de ces artères soit suivie d'une lésion pathologique quelconque, il faut que l'oblitération soit multiple. »

Diverses solutions chirurgicales sont proposées dans les années qui suivent. La laparotomie seule s'avère inefficace, l'anus de dérivation seul est inutile, l'anastomose entre les parties saines de l'intestin pour court-circuiter l'anse malade est illogique sans résection associée. Le seul traitement qui paraît utile est la résection avec suture immédiate ou différée en laissant transitoirement les deux extrémités du tube digestif reliées à la peau. Malheureusement, les rares tentatives se soldent invariablement par des décès.

Il faut attendre 1894 pour qu'au Massachusetts Hospital de Boston, John W. Elliott (1852-1925) réussisse la première résection d'une gangrène intestinale chez un homme de vingt-cinq ans, porteur d'une hernie inguinale depuis quatre ans. Une douleur croissante depuis quinze jours justifie une laparotomie qui révèle un grêle infarci et hémorragique. L'intestin est réséqué sous couvert d'une stomie de dérivation. Quinze jours après, l'état du patient s'étant amélioré, la stomie est refermée. L'apparition d'une fistule nécessite une nouvelle intervention trois mois plus tard et le patient est guéri.

Plus de cinquante ans après, en 1951, à l'université du Manitoba à Winnipeg, Alan A. Klass (1907-2006), retire pour la première fois l'embole responsable chez deux patients. Ces premières tentatives se soldent par deux décès mais, à l'autopsie, on constate que la circulation mésentérique est toutefois parfaitement rétablie. Il y a donc une place pour l'embolectomie.

En 1956, Marius Willem Van Weel (1912-1987), chirurgien au Gemeenteziekenhuis de Rotterdam, réussit à sauver un patient en pratiquant l'embolectomie mais il doit tout de même compléter son geste par une résection intestinale.

La même année, à l'université de Californie, William P. Mikkelsen décrit, par artériographie, des lésions de l'artère mésentérique supérieure. Il ouvre la porte au diagnostic précoce et à la chirurgie préventive ce qui permet à Robert S. Shaw, chirurgien vasculaire au Massachusetts General Hospital de Boston, de procéder, en 1958, à la première résection préventive de la tunique interne de l'artère mésentérique supérieure, sans devoir réséquer l'intestin, chez deux patients atteints de claudication mésentérique. C'est la première endartériectomie mésentérique préventive.

À Houston, en 1962, George Cooper Morris Jr (1924-1996), de l'équipe de Michael Ellis De Backey (1908-2008), réalise une prouesse technique : la reconstruction chirurgicale de l'ensemble des artères qui nourrissent le grêle : le trépied cœliaque et des artères mésentériques.

En 1970, Edwin Jack Wyllie (1918-1982), professeur de chirurgie vasculaire à l'université de Californie à San Francisco, décrit deux nouvelles techniques par cathétérisme à l'aide d'une sonde introduite par le bras et dirigée à travers l'aorte jusqu'à l'artère mésentérique : l'endartériectomie viscérale et le bypass supracoeliaque.

Dans les années 1980, l'échographie et le scanner viennent renforcer l'arsenal diagnostique en vue d'une prise en charge de plus en plus précoce mais la technique chirurgicale avait déjà donné le meilleur d'elle-même.

RÉFÉRENCES

Elliott J. W., « The Operative Relief of Gangrene of Intestine Due to Occlusion of the Mesenteric Vessels », *Ann Surg,* n° 21, 1895, p. 9.

Hermann J, *Des lésions viscérales, suite d'embolies,* Thèse Strasbourg 1864.

Klass A. A., « Embolectomy in acute mesenteric occlusion », *Ann Surg Gynec Obst,* n° 33, 1951, p. 355.

Morris C. G., Crawford E. S., Cooley D. A., De Backey M. E., « Revascularization of the coeliac and superieur arteries », *Arch Surg,* n° 84, 1962, p. 95.

Mikkelsen W. S. P., « Intestinal angina, its surgical significance », *Amer J Surg,* n° 94, 1957, p. 262.

Shaw R. S., Maynard E. P., « Acute and chronic thrombosis of thr mesenteric arteries associated with malabsorption; report of two cases successfully treated by thrombendarteriectomy », *N Engl J Med,* n° 258, 1958, p. 874.

Stoney R. J., Ehrenfeld E. K., Wylie E. J., « Revascularization methods in visceral ischemia », *Ann Surg,* n° 186, 1977, p. 468.

Tiedemann F., *Von der Verengung und Schiessungder Pulsadern in Ktankheiten,* Heidelberg und Leipzig, K. Gross 1843.

Van Weel M. W., Acute mesenteric arterial occlusion, successfull treatment of embolectomy and limited intestinal resection », *Arch Chir Neerl,* n° 8, 1956, p. 47.

Le cancer

Les tumeurs de l'intestin grêle sont rares et de diagnostic difficile. L'histoire attribue à G. E. Hamburger la découverte, à l'autopsie, du premier cas de carcinome du duodénum en 1746.

La première description d'une tumeur bénigne du duodénum remonte à 1835 et est attribuée à Jean Cruveilhier (1791-1874), chirurgien et premier titulaire de la chaire d'anatomopathologie de la Faculté de Médecine de Paris.

Au cours du XIXe siècle, plusieurs tentatives de résection de l'intestin grêle pour tumeur se soldent toutes par des échecs. Il faut attendre 1876 pour que Vincenz Czerny (1842-1916), à Vienne, réussisse la première ablation en un seul temps opératoire. Le diagnostic n'est malheureusement pas précisé.

La première résection intestinale couronnée de succès pour une néoformation maligne certifiée a lieu à Vienne en 1879. Elle est l'œuvre de Carl Ignatz Gussenbauer (1842-1903), le successeur du célèbre Theodor Billroth (1829-1894).

À Asheville en Caroline du Nord, Theodore S. Raiford (1903-1966) publie, en 1932, un traité reprenant les 88 tumeurs de grêle observées au John Hopkins Hospital de Baltimore. Il y détaille la clinique et la radiologie et insiste sur le fait qu'en dehors d'un petit pourcentage de diagnostic préopératoire dans un groupe de patients symptomatiques, la majorité des cas ont été confondus avec d'autres maladies abdominales.

En 1964, à la Mayo Clinic, Redentor Juan Guillermo Pagtalunan (1931) précise les caractéristiques anatomopathologiques des différents types de tumeurs affectant l'intestin grêle. En 1966, Stewart R. Reuter expose le premier diagnostic radiologique, par opacification vasculaire, de deux tumeurs carcinoïdes de l'iléon. En 1970, ACMI crée un duodénoscope à visée terminale de 105 centimètres qui permet, l'année suivante, à J. B. Cavallaro de diagnostiquer le premier léiomyosarcome duodénal par endoscopie.

RÉFÉRENCES

Cavallaro J. B., Mc Cray R. S., « Duodenoscopy: initial experience 135 examinations », *Gastroenterology*, n° 60, 1971, p. 813.

Cruveilhier J., *Anatomie pathologique du corps humain*, Paris, J. B. Baillière 1835.

Gussenbauer C. I., « Zur operativen Behandlung des Carcimome », *Zs F Heikde Prag*, 1880, p. 207.

Hamburger G. E., *Ruptura Intestini Duodeni, Jena Ritteriorus, In HallerA : Disputationes ad Morbiorum Historium et Curatiorum Facientes,* Lausanne, Bausquet et Soc, n° 3, 1757, p. 507.

Pagtalunan R. G., Mayo C. W., Docherty M. B., « Primary malignant tumors of thr small intestine », *Amer J Surg*, n° 108, 1964, p. 13.

Raiford T. S., « Tumors of the small intestine », *Arch Surg*, n° 25, 1932, p. 122.

Reuter S. J., Bousen E., « Angiographic findings in two ileal carcinoid tumors », *Radiology* n° 87, 1966, p. 836.

Le diverticule de Meckel

Le diverticule de Meckel est un résidu embryonnaire du canal omphalomésentérique qui reliait l'intestin grêle au sac vitellin durant les premières semaines de la grossesse. Toujours unique, ce petit sac est situé sur la partie terminale de l'iléon. Le plus souvent asymptomatique, c'est la malformation congénitale la plus fréquente du tube digestif.

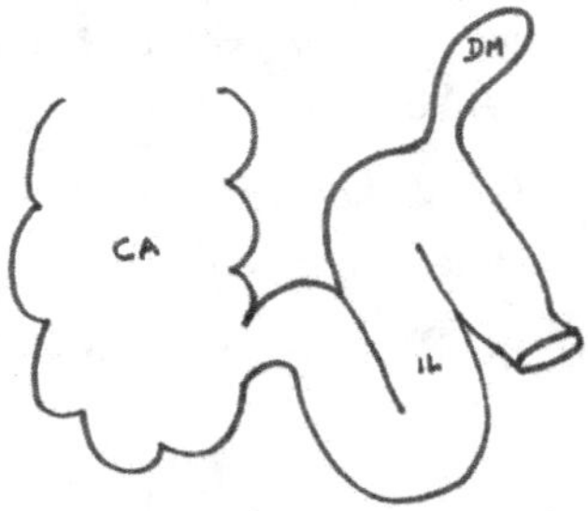

CA=ceacum IL=iléon DM=diverticule de Meckel

La tradition attribue à Fabricius Hildanus (1560-1634), le père de la chirurgie allemande, la découverte du diverticule iléal en 1598. Il avait déjà auparavant décrit la première sténose du pylore.

Cent ans plus tard, en 1698, Frederik Ruysch (1638-1731), un brillant médecin et anatomiste, lecteur de la guilde des chirurgiens d'Amsterdam, en publie un dessin dans *Observationum Anatomico-chirurgicarum Centuria.*

En 1700, outre de multiples publications dans le recueil de l'Académie des Sciences, Alexis Littré (1654-1725) rapporte les résultats de deux autopsies de personnes décédées des suites de hernies étranglées. Le sac herniaire est constitué, dans les deux cas, non pas d'une anse intestinale mais d'un diverticule de l'iléon.

En 1810, dans les *Archives de Physiologie*, Johann Friedrich Meckel le jeune (1781-1833), professeur d'anatomie et de zoologie à l'université de Halle-Wittenberg en Allemagne, y associe son nom au terme d'une description précise de l'anatomie de ce diverticule particulier mais surtout de son étiologie. Il démontre que c'est l'oblitération incomplète du canal omphalomésentérique dans les premières semaines de la vie qui conduit à des anomalies congénitales dont le diverticule fait partie. Ces conclusions ne sont pas pour autant admises d'emblée et ne retiennent, semble-t-il, pas beaucoup l'attention des chirurgiens, puisqu'en 1888, dans la thèse d'Augier, les sept cas rapportés sont toujours des observations d'autopsies !

Si l'on peut être quasiment certain qu'aucune résection réussie d'un diverticule de Meckel n'a été effectuée avant 1888, il est toutefois difficile d'en attribuer la paternité à l'un ou l'autre des praticiens de l'époque. La primauté de l'intervention est donc l'œuvre d'un chirurgien qui a raté son inscription aux grandes premières chirurgicales et a probablement dû se contenter d'une reconnaissance locale.

En 1904, presque cent ans après la description de Meckel, Hans Salzer (1871-1944), au Kronprinz-Rudolf Kinderspital de Vienne, démontre la présence de tissu gastrique ectopique dans un diverticule et son compatriote Eduard Deetz décrit la première ulcération trois ans plus tard chez un jeune garçon de neuf ans opéré pour péritonite. Il en attribue la cause à la sécrétion d'acide et rapproche cette observation de celle d'un ulcère gastrique perforé.

La découverte du diverticule de Meckel est le plus souvent fortuite jusqu'à l'avènement de la radiologie et surtout de la médecine nucléaire qui permettent, dans certains cas, d'en poser le diagnostic avant l'intervention. Le scanner au (Tc) 99m pertechnétate, innové en 1963, se révèlera en effet, dès les années 1980, d'une grande utilité à condition que du tissu gastrique soit présente dans le diverticule.

RÉFÉRENCES

Augier., *Contribution à l'étude du diverticule iléal ou diverticule de Meckel*, Thèse, Paris 1888.

Deetz, E., « Perforationsperitonitis von einem Darmdivertikel mit Magenschleimhautbau ausgehend », *Deutsche Ztschr f Chir,* n° 88, 1907, p. 482.

Littré A., « Observation sur une nouvelle espèce de hernie », *Mem Acad R Sc Paris,* 1700, p. 294.

Meckel J. F., « Uber die divertikel am Darmkanal », *Arch fur die Physiologie,* n° 9, 1809, p. 421.

Ruysch F., *Obsevationum Anatomico-chirurgicarum Centuria*, Amsterdam, 1698.

Salzer H., « Ueber das offene Meckelsche divertikel », *Wien. Klin. Wochensch,* n° 17, 1904, p. 614.

L'invagination intestinale

Dans l'invagination intestinale, un segment de l'intestin s'introduit dans le segment situé en aval ce qui conduit à une obstruction intestinale, parfois temporaire si l'invagination se réduit spontanément. Les vaisseaux sanguins, entraînés avec l'invagination, sont comprimés et risquent de provoquer une nécrose intestinale.

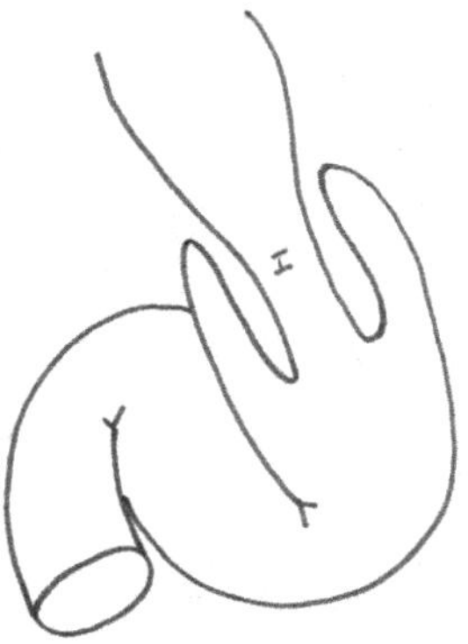

I=invagination intestinale

L'invagination intestinale a été observée et décrite pour la première fois en 1674 par Paul Barbette (1620-circa 1666), un médecin anatomiste pratiquant à Amsterdam.

Dans un écrit de 1858, l'attitude des médecins face à l'invagination intestinale est encore résumée en ces termes : « En présence d'un étranglement interne, le médecin se croit plus apte que le chirurgien à diriger le traitement. Sans autre préoccupation que de combattre la constipation opiniâtre, les vomissements, les douleurs abdominales, il entre en campagne armé des remèdes les plus violents avec lesquels il tourmente nuit et jour le malheureux patient jusqu'à ce que l'organisme succombe à ces tortures. Certes si quelque chose pouvait étonner, ce serait de voir le malade résister si longtemps. »

En 1865, Sir Thomas Spencer Wells (1818-1897), chirurgien de la Reine Victoria, est confronté à une occlusion intestinale chez un nourrisson de quatre mois quasi moribond. Après les lavements traditionnels, l'ouverture de la cavité abdominale révèle une invagination qu'on ne peut réduire. Quelques ponctions sont pratiquées dans la partie dilatée et l'enfant succombe cinq jours plus tard. Même si l'intervention se solde par un échec, c'est la première tentative chirurgicale.

En 1867, le chirurgien français Jules Péan (1818-1897) est le premier à réussir là où Wells avait échoué.

En 1871, dans une communication à la Société de Médecine et de Chirurgie, Sir Jonathan Hutchinson (1828-1913), chirurgien au London Hospital et professeur au Royal College of Surgeons, réduit chirurgicalement une invagination chez une fillette de deux ans et est le premier à ériger en principe la chirurgie comme traitement de l'invagination intestinale. Il précise les règles qui doivent présider à la manœuvre : « Il faut bien se garder de tirer sur l'anse invaginée, il faut immédiatement aller non au collet mais à la tête de l'invagination et alors, par malaxation douce et par pression continue et lente, essayer d'exprimer le boudin invaginé hors de l'intussusception, refoulant pour ainsi dire l'anse invaginée vers le collet. »

En 1887, dans une discussion à la société de Médecine et de Chirurgie de Londres, Arthur E. Barker (1850-1916) propose d'enlever l'anse invaginée à travers une incision dans le manchon et de la laisser s'évacuer par les voies naturelles. L'intervention portera le nom de procédé de Barker-Rydygier après avoir été réalisée, pour la première fois, à Vienne en 1899, par Władysław Matlakowski (1850-1895).

En 1888, Xavier Delore (1828-1916), professeur à l'École de médecine de Lyon, conseille la résection en totalité du segment invaginé et de la gaine en veillant à respecter l'irrigation sanguine des parties restantes.

À Boston en 1913, William E. Ladd (1880-1967), un pionnier de la chirurgie pédiatrique américaine, publie la première image radiologique d'une invagination par lavement au bismuth. Il faut attendre 1948 pour que ce procédé soit accepté comme traitement.

Dans le dernier quart du XXe siècle, l'échographie et le scanner viennent compléter les moyens diagnostiques sans modifier l'attitude chirurgicale.

RÉFÉRENCES

Delore X., De l'occlusion intestinale, *France Médicale,* 17 mai 1888.

Hutchinson J., « A Successful Case of Abdominal Section for Intussusception, with Remarks on this and other Methods of Treatment », *Med Chir Trans,* n° 57, 1874, p. 31.

Ladd W. E., « Progress in the diagnosis and treatment of intussusception », *Boston Med. Surg J,* n° 168, 1913, p. 542.

Maltakowski W., « Ueber Resection des Blinddarmes bei carcinomatöser und narbiger Stenose », *Arch Gyn,* n° 38, 1899, p. 367.

Péan J., *Diagnostic et traitement des tumeurs de l'abdomen*, Paris, Masson, 1895.

The Scale of Medicines, Thomas Spencer Wells, Creative Media Partners, 2019.

L'iléite terminale ou maladie de Crohn

L'iléite terminale est une inflammation importante de la paroi intestinale, préférentiellement localisée au niveau de l'iléon mais susceptible d'affecter d'autres localisations intestinales. Elle se manifeste par des douleurs abdominales et des phénomènes obstructifs.

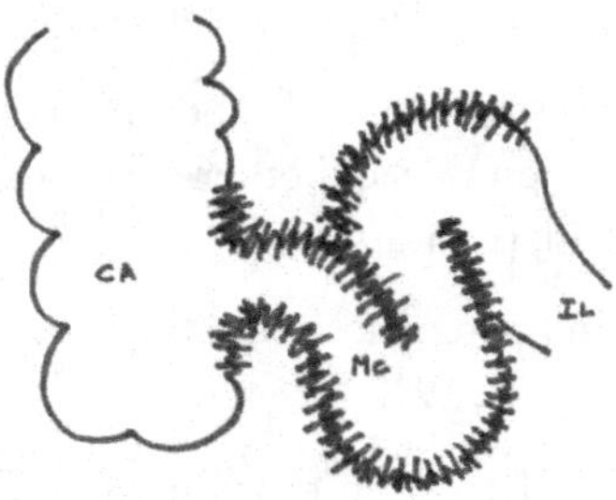

Iléite de Crohn
IL= iléon MC=segment malade CA=caecum

En 1932, après la première description officielle de l'iléite à laquelle Burril B. Crohn (1884-1983) laisse son nom, les cliniciens et les chercheurs sont rapidement convaincus que la chirurgie est le passage obligé de la guérison. Albert Ashton Berg (1872-1950), chirurgien au Mount Sinai Hospital de New York, propose une résection en deux temps : un anus de dérivation, une iléocolostomie, pour dériver les selles puis une résection de la partie malade. Il constate, avec d'autres, que la simple mise au repos du segment malade par le premier temps opératoire entraîne parfois la cicatrisation des lésions toujours en place. L'espoir de pouvoir se contenter de l'iléocolostomie est malheureusement infirmé, en 1945, par une étude de John Harry Garlock (1896-1965), collègue de Berg, sur une série de 164 interventions.

La résection en deux temps est donc le bon choix mais les récidives postopératoires sont fréquentes et les résections successives conduisent parfois à un syndrome malabsorption entraînant une malnutrition sévère.

Le traitement médical s'enrichit avec la découverte des propriétés de la cortisone, des immunomodulateurs et enfin des anticorps monoclonaux. Le recours à la résection chirurgicale se fait de plus en plus rare. Il n'est plus réservé qu'aux complications sévères de l'affection. Les sténoses de l'intestin grêle restent pratiquement les seules indications opératoires dans cette affection.

S'inspirant vraisemblablement du traitement des sténoses du pylore et du cardia mais surtout des succès obtenus, en 1977, sur des sténoses iléales d'origine tuberculeuse par R. N. Katariya, professeur de chirurgie à Chandigarh en Inde, Emanoel C. G. Lee réalise la première stricturoplastie selon la technique de Heine-Mikulicz dans une maladie de Crohn en 1976 au John Radcliffe Hospital d'Oxford. Il en publie les résultats en 1982 avec Nicos Papaioannou, chirurgien au Memorial Hospital du Pirée en Grèce. La suite démontre que la technique s'avère efficace pour peu qu'elle s'adresse à un rétrécissement court et que l'incision le dépasse de deux centimètres au moins en restant toutefois inférieur à sept centimètres.

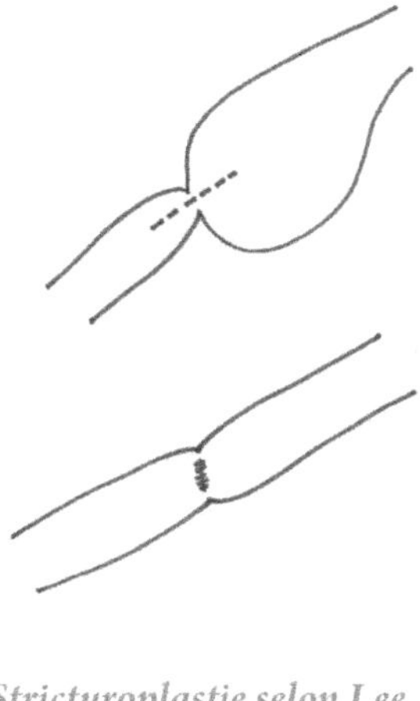

Stricturoplastie selon Lee

Dans les sténoses multiples ou plus étendues, Fabrizio Michelassi, chef de service de chirurgie au New York Presbyterian Weill Cornell Medical Center, propose une intervention originale en 1996 pour éviter les complications d'une résection trop importante. Il pratique une longue incision sur deux anses grêles adjacentes et les suture ensemble de manière à élargir la lumière intestinale. Toutefois, la modification du péristaltisme au niveau du site de l'intervention, bien visible en radiologie, entraîne parfois une pullulation microbienne qui limite l'incision du grêle à quinze centimètres.

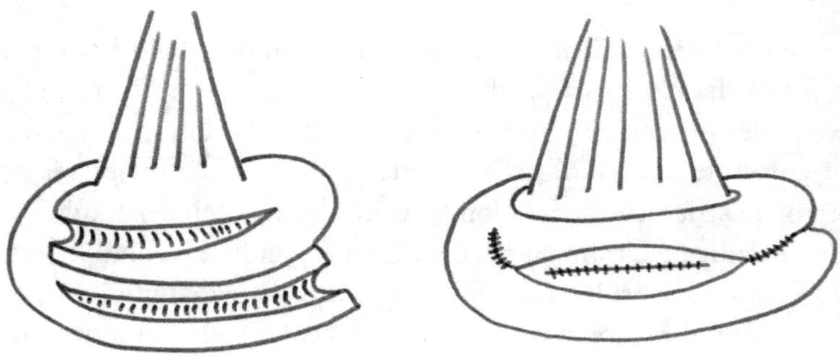

Michelassi 1996

Outre la pullulation microbienne, l'intervention de Michelassi entraîne malheureusement souvent des sténoses récidivantes aux extrémités de la stricturoplastie. Pour y pallier, un ancien élève de Michelassi, Angelo Maria Taschieri, chirurgien à l'université de Milan, suggère trois autres solutions en 1997 : une side-to-side ileoileal plasty, une side-to-side ileocolic plasty lorsque la valvule de Bauhin est rétrécie et une iléocæcal plasty lorsque l'affection est étendue au niveau de l'iléon mais respecte la valvule.

En 2003, Gilberto Poggioli, au département de chirurgie générale de l'université de Bologne, innove encore un autre procédé qu'il appelle side-to-side disease-free anastomosis. Il incise l'intestin et le mésentère au début de la sténose et suture l'intestin indemne de lésion au-dessus de la sténose. L'idée est originale mais l'auteur signale qu'une évaluation ultérieure s'impose.

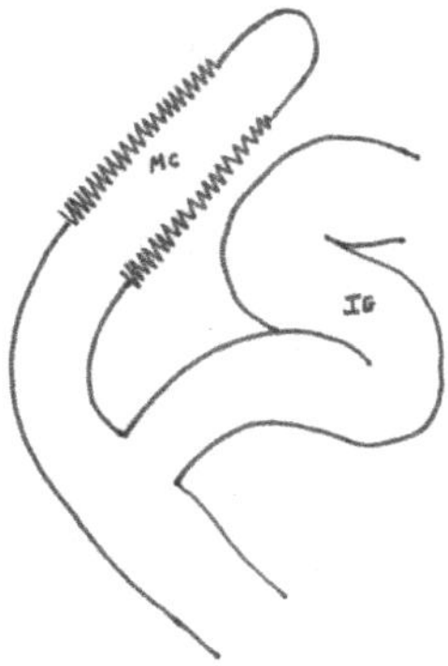

Poggioli 2003

L'essentiel est dit même si d'autres procédés sont encore proposés par la suite sans apporter de réels avantages.

RÉFÉRENCES

Crohn B. B., Ginzburg L., Oppenheimer G. D., « Regional ileitis », *Journal of the American Medical Association*, n° 99, 1932, p. 1323.

Garlock J. H., Crohn B. B., « An appraisal of the results of surgery in treatment of regional ileiti », *Journal of the American Medical Association*, n° 127, 1945, p. 205.

Ginzburg L., *Operative procedures upon the small intestine. The surgical technique of Dr A. A. Berg: A tribute to forty years' service at the Mount Sinai Hospital.* New York, Mount Sinai Hospital 1934, p. 28.

Katarya R. N., Sood S., Rao P. G., Rao P. L., « Stricture-plasty for tubercular strictures of the gastro-intestinal tract », *Britt J Surg,* n° 64, 1977, p. 496.

Lee E. C., Papaionnou N., « Minimal surgery for chronic obstruction in patients with extensive or universal Crohn's diseases », *Annals of the Royal College of Surgeons of England,* n° 64, 1982, p. 229.

Michelassi F., « Side-to-side isoperistaltic stricturoplasty for multiple Crohn's strictures », *Dis Colon Rectum*, n° 39, 1996, p. 345.

Poglioli G., Laureti S., Pierangeli F., Ugolini F., « A new model of stricturoplasty for multiple and long stenosis in Crohn' ileitis: side-to-side diseased to disease-free anastomosis », *Dis Colon Rectum*, n° 46, 2003, p. 127.

Taschiera A. M., Cristaldi M., Elli M., Danelli P., Molteni B., Rovati M., Porro G., « Description of new « bowel-sparing techniques for long strictures of Crohn's disease », *Amer J Surg*, n° 173, 1997, p. 509.

La jéjunostomie

L'histoire de l'abouchement de l'intestin grêle à la peau, la jéjunostomie, commence plus tardivement que celle de l'abouchement du colon à la peau, la colostomie.

En 1780, un des chirurgiens britanniques les plus prestigieux du XVIIIe siècle, William Cheselden (1668-1752), opère Margareth White, âgée de 73 ans, pour une rupture de la paroi abdominale provoquée par des vomissements incoercibles. Après avoir réséqué la partie gangrenée du grêle, il abouche la partie saine dans la région de l'ombilic. La patiente survit bien des années à ce qui est généralement considéré comme la première iléostomie réussie de l'histoire. Encore le chirurgien n'avait-il pas eu le choix.

En 1885, dans le but de nourrir ceux qui ne peuvent plus avaler, Cuthbert Hilton Golding Bird (1848-1939), un chirurgien du Guy's Hospital de Londres et membre du Royal College of Surgeons, réalise la première jéjunostomie programmée de l'histoire chez un homme de quarante-six ans en obstruction pylorique depuis plusieurs mois. Il agrippe le jéjunum deux pouces après la fin du duodénum et le fixe à la partie inférieure de l'incision cutanée sans l'ouvrir. L'alimentation est assurée par voie rectale jusqu'à ce que le jéjunum puisse être incisé et permette alors de nourrir le patient.

La jéjunostomie sera perfectionnée par Karel Maydl (1853-1903), professeur de chirurgie à l'université de Prague, et, à Vienne, par Anton Freiherr von Eiselsberg (1860-1939), essentiellement pour améliorer la continence et permettre un usage prolongé, voire définitif.

Pour obtenir une meilleure protection de la peau, diverses artifices techniques sont imaginés jusqu'à ce qu'en 1952, au Queen Elisabeth Hospital, Bryan Nicholas Brooke (1915-1998), professeur de chirurgie à l'université de Birmingham, décrive l'iléostomie inversée toujours en vigueur aujourd'hui.

RÉFÉRENCES

Brooke B. N., « The management of an ileostomy, including its complications », *Lancet,* n° 19, 1952, p. 102.

Eiselberg A. F., « Ueber ausschaltung inoperabler pylorus-stricturen nebst bemerkungen uber die jejunostomie », *Arch Klin Chir,* n° 50, 1895, p. 919.

« The History of Surgical Placed Feeding Tubes », *Nutrition in Clinical Practice,* n° 21, 2006, p. 626.

La sténose intestinale d'origine tuberculeuse

La tuberculose intestinale, devenue une rareté actuellement sous nos climats, était courante autrefois. Elle provoquait des rétrécissements de l'intestin et se manifestait par des douleurs abdominales et des diarrhées alternant avec des phénomènes occlusifs.

Une sténose de l'intestin grêle est décrite pour la première fois, en 1731, par Augustin Friedrich Walther (1688-1746), un médecin anatomiste de l'université de Wittenberg, et son collègue, Henricus Gottlob Krisch. Il faut encore attendre presque cent ans pour que Corbin l'attribue à la tuberculose.

La plupart des découvertes ultérieures sont le fait d'autopsies ou d'interventions pour occlusion intestinale.

En 1819, René Théophile Hyacinthe Laennec (1781-1826) identifie les lésions tuberculeuses intestinales aux lésions pulmonaires. De très nombreux articles se disputent alors jusqu'à la fin du siècle pour savoir si les lésions digestives sont dues à l'ingestion de matière tuberculeuse ou la conséquence des lésions pulmonaires. Au terme de nombreuses contestations, Léon Charles Albert Calmette (1863-1933), au Congrès international de la Tuberculose à Paris, en 1905, affirme que la tuberculose pulmonaire dérive toujours d'une tuberculose intestinale.

Ce sont les chirurgiens allemands, dont le célèbre Vincenz Czerny (1842-1916), qui publient les premiers travaux sur les interventions proposées pour traiter la tuberculose intestinale. L'option thérapeutique la plus fréquente est la résection de la partie malade et l'anastomose entre deux anses grêles ou entre l'intestin grêle et le côlon. Dans ce dernier cas, Czerny préfère relier le grêle au sigmoïde.

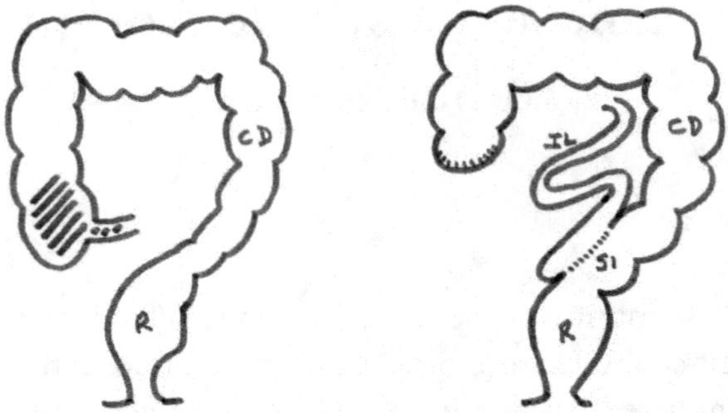

Iléosigmoïdostomie selon Czerny
CD=côlon descendant IL=iléon SI=sigmoïde R=rectum

RÉFÉRENCES

Czerny V., Rindfleisch W., « Ueber die an der Heidelberger chirurgischen Klinik aus ge fuhrten am Magen und Darm », *Beitr z klin chir Tubing,* n° 9, 1892, p. 661.

Walther A. F., Krisch H. G., *Dissertationem inauguralem de intestinorum anguistia ex obfirmato eorum habitus vitio*, Lipsiae d. 26. Januar. A. 1731.

Chirurgie de l'appendice

1. Un peu d'anatomie pour débuter

L'appendice et un petit saccule en doigt de gant appendu à la base du cæcum juste en dessous de l'abouchement de l'iléon. Faute d'une résection chirurgicale, l'appendicectomie, son inflammation, l'appendicite, entraîne souvent une péritonite.

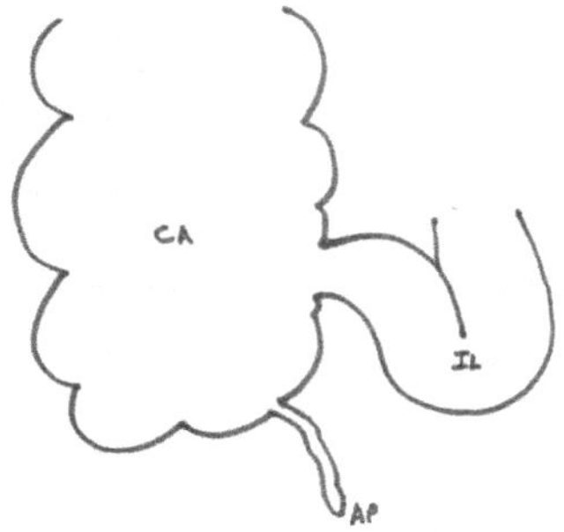

IL=iléon AP=appendice CA=caecum

2. Et un peu de terminologie

Appendicectomie : résection de l'appendice.

***

Le premier dessin anatomique de l'appendice est attribué à Léonard de Vinci (1452-1519). Le méticuleux observateur, et non moins génial artiste, décrit, en 1492, une petite structure appendue au cæcum mais c'est André Vésale (1514-1564) qui en publie, un an après, la première image précise dans ses tables anatomiques.

En 1554, le médecin du Roi Henri II, Jean Fernel (1497-1558), pratique l'autopsie d'une fillette de 7 ans, décédée d'une inflammation abdominale aiguë et constate une perforation appendiculaire : « À l'ouverture du cadavre, on trouva l'intestin cæcum resserré et rétréci, au point que ses parois adhéraient à l'intérieur à la bouillie de coings qui l'obstruait, de telle sorte que par là rien ne pouvait s'échapper et aller au-delà ; de quoi il résulta que cette matière âcre et corrompue étant empêchée de poursuivre son chemin, restant là pendant un temps inusité, elle s'ouvrit une voie dans la cavité abdominale, l'intestin étant rouge et perforé à très peu de distance du lieu de l'obstruction, et l'écoulement qui se produisait par ce déversoir avait rempli totalement la cavité de l'abdomen. » Quoique ce soit contesté, il se pourrait bien que ce soit la première description d'une péritonite sur appendicite.

C'est à Londres, le 6 décembre 1735, l'année même où le 10 Downing Street devient la résidence du premier ministre, que Claudius Amyand (circa 1681-1740), un chirurgien naturalisé anglais mais d'origine huguenote, réalise la première appendicectomie de l'histoire, au St George's Hospital. Un jeune garçon de 11 ans consulte pour une hernie inguinale de laquelle un orifice laisse s'échapper un liquide purulent. Le chirurgien trouve l'origine de l'infection au niveau de l'appendice et comprend qu'il faut l'enlever. Le patient guérit miraculeusement et l'intervention est rapportée dans les Philosophical Transactions de l'année suivante sous le titre « Of an inguinal rupture, with a pin in the appendix caeci, incrusted with stone; and some observations on wounds in the guts. »

Le terme appendicectomie date de 1872 et celui d'appendicite sera inventé par Reginald Heber Fitz (1843-1913), un pathologiste au Massachussetts Hospital de Boston. Il distingue nettement pour la première fois l'appendicite de la typhlite, qui faisait les belles heures de la littérature médicale à l'époque.

L'intervention est introduite outre atlantique, à Chicago, par le célèbre chirurgien John Benjamin Murphy (1859-1916) à la fin du XIXe siècle tandis qu'une autre célébrité, le chirurgien new yorkais Charles McBurney (1845-1913) laisse son nom à un signe clinique spécifique, l'évocation de la douleur à la pression d'un doigt entre l'épine iliaque antérieure et l'ombilic.

Le 15 février 1921, un chirurgien américain passant pour un tant soit peu original, Evan O'Neil Kane (1861-1932), chef de service au Kane Summit Hospital de Pennsylvanie, ajoute une nouvelle étape à l'histoire de l'appendicectomie. Une fois installé sur la table d'opération, il remercie ses confrères et décide de s'opérer lui-même. Ses collaborateurs ne parviennent pas à l'en dissuader. Avec pour seule anesthésie une injection locale de cocaïne associée à de l'adrénaline, il sectionne la paroi abdominale et enlève l'appendice malade. Après avoir repoussé calmement les intestins dans le ventre, il suture la paroi. Quinze jours plus tard, il reprend ses activités opératoires ! Non content d'avoir réalisé la première auto-appendicectomie, il remet le couvert onze ans après, avec le même succès, pour une hernie inguinale. N'avait-il donc aucune confiance dans ses collaborateurs ?

L'expérience de Kane prouve en tout cas qu'une telle intervention est réalisable. Elle sauve d'ailleurs la vie du chirurgien Leonid Rogozov quarante ans plus tard. Isolé depuis deux mois avec ses onze compagnons dans la base antarctique russe de Novolazarevskaya et seul médecin de l'équipe, Leonid, âgé de vingt-sept ans, présente tous les signes d'une appendicite aiguë. Il n'a donc d'autre solution que de répéter, le 1er mai 1961, les gestes de Kane dont on ne soit pas sûr qu'il ait entendu parler ! Il contrôle le champ opératoire dans un miroir qui, naturellement, inverse l'image ce qui complique encore l'intervention. Elle dure une heure quarante-cinq sous anesthésie locale à la novocaïne.

Le dernier épisode se joue en 1983. Philippe Mouret (1938-2008), le promoteur de la chirurgie abdominale mini-invasive, réalise la première appendicectomie par laparoscopie à la Clinique de la Sauvegarde à Lyon.

RÉFÉRENCES

Aymand C., « Of an inguinal rupture, with a pin in the appendix caeci, incrusted with stone and some observations on wounds in the gut », *Philosophicals Transactions of the Royal Society of London,* n° 39, 1735, p. 329.

Kane, E. O., « Autoappendectomy: A Case History », *International Journal of Surgery,* n° 34, 1921, p. 100.

Mac Murrich J. P., *Leonardo da Vinci, the anatomist,* Baltimore, Williams and Wilkins, 1930.

McBurney C., « Experience with early operative interference in cases of disease of the vermiform appendix », *NY Med J,* n° 50, 1889, pp. 676-684.

Chirurgie du côlon et du rectum

1. Un peu d'anatomie pour débuter

Le gros intestin ou côlon relie l'intestin grêle au rectum. Il est composé de plusieurs parties : le côlon ascendant, le côlon transverse, le côlon descendant et le sigmoïde. Le côlon ascendant est vascularisé par l'artère mésentérique supérieure et le descendant par l'artère mésentérique inférieure. Ces deux artères se rejoignent en une arcade au niveau du transverse. Le rectum relie le sigmoïde à l'anus. Les anses intestinales sont maintenues en place par un repli du péritoine, le mésentère ou épiploon.

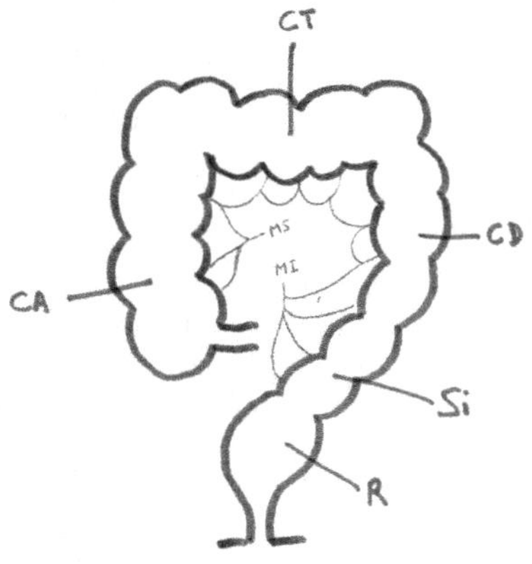

CA=caecum CT=côlon transverse CD=côlon descendant SI=sigmoide R=rectum MS=artère mésentérique supérieure MI=artère mésentérique inférieure

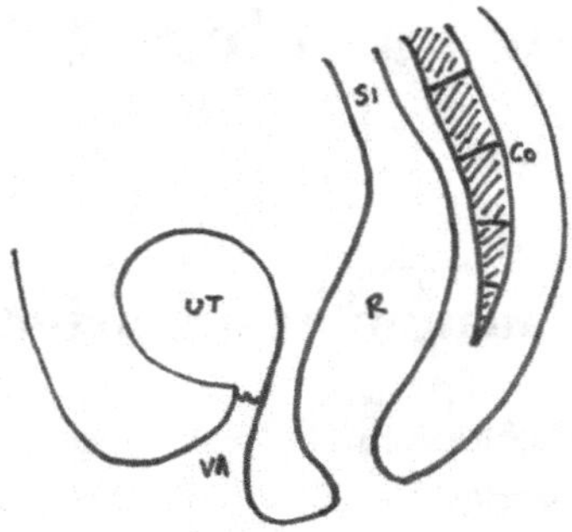

Coupe sagitale dans le bassin
UT=urérus VA=vagin SI=sigmoide R=rectum CO=sacrum

2. Et un peu de terminologie

Péritoine : fine membrane lisse, brillante et translucide qui tapisse la face interne de la cavité abdominale et les viscères qu'elle soutient.

Périnée : paroi musculaire située entre l'anus et les parties génitales qui soutient la vessie, le rectum, le vagin et l'utérus.

Sacrum : extrémité de la colonne vertébrale en arrière du rectum et constituée de cinq vertèbres soudées.

Colonoscopie : examen du côlon au moyen d'un endoscope.

Cœlioscopie : examen mini-invasif de la cavité abdominale à travers un orifice de petite taille, au moyen d'un laparoscope, pour établir un diagnostic ou procéder à une intervention.

Occlusion intestinale : obstruction empêchant la progression des selles.

Ténesmes : envie constante d'évacuer des selles.

Fistule digestive : abouchement pathologique entre un segment du tube digestif et la peau ou un autre organe de la cavité abdominale.

Imperforation anale : absence congénitale d'anus.

Impaction fécale : accumulation de selles en amont d'un rétrécissement.

Biopsie : prélèvement d'un fragment d'organe en vue d'un examen au microscope.

Dysplasie colique : modification de la muqueuse laissant suspecter une évolution cancéreuse.

***

Anastomose digestive : raccordement de deux parties du tube digestif.

Jéjunostomie : abouchement du jéjunum à la peau.

Iléostomie : abouchement de l'iléon à la peau.

Colostomie iléale : abouchement du côlon à la peau dans la région inférieure droite de l'abdomen.

Colostomie gauche : abouchement du côlon à la peau dans la région inférieure gauche de l'abdomen.

Colostomie lombaire : abouchement du côlon à la peau dans la région lombaire.

Cæcostomie : abouchement du cæcum à la peau.

Iléocolostomie : abouchement de l'iléon au côlon.

Iléosigmoïdostomie : abouchement de l'iléon au sigmoïde.

Stricturoplastie : procédé permettant d'élargir une sténose.

Rectoplexie : fixation du rectum à une structure adjacente.

***

Les colostomies

L'histoire de l'abouchement programmé du côlon à la peau, la colostomie, débute à la fin du XVIIe siècle. Alexis Littré (1654-1726), célèbre médecin et anatomiste français, membre de l'Académie des Sciences, abouche pour la première fois, en 1680, l'iléon à la peau (iléostomie) chez un adulte souffrant d'une occlusion du côlon. Dans un opus intitulé *Diverses observations anatomiques* qu'il publie en 1710, il suggère, mais sans l'appliquer, l'idée d'utiliser ce procédé dans les cas d'imperforations anales.

Un rien plus tard, dans un cas similaire, Jean Pillore (1722-1803), chirurgien renommé des environs de Rouen, fait de même au départ du cæcum. La cause de l'obstruction était cette fois un cancer du rectum et l'absorption orale de deux livres de mercure n'avait rien résolu !

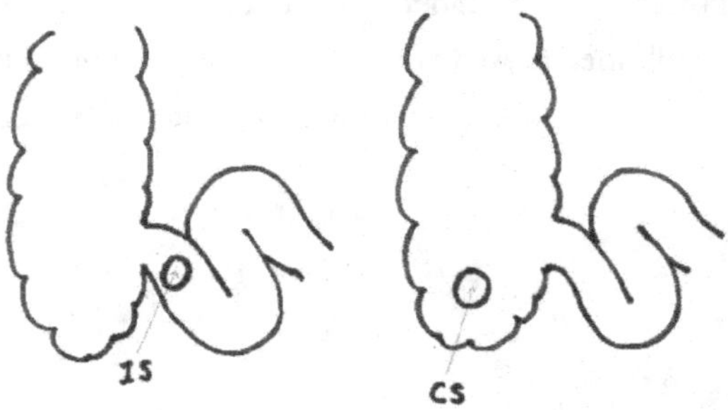

Littré *Pillore*

IS=iléostomie *CS=caecostomie*

La rumeur rapporte qu'en 1793, un certain C. Duret, à propos duquel l'histoire est peu loquace, réalise avec succès la première colostomie iliaque chez un enfant atteint d'imperforation anale. L'intervention est un succès puisque le patient ne décède que quarante-cinq ans plus tard.

Dans les années qui suivent, les chirurgiens cherchent le meilleur endroit pour établir la colostomie. Malgré la diversité des voies d'accès choisies, les réussites restent rares et les décès fréquents. La colostomie reste donc impopulaire et pratiquée en dernier recours.

En 1798, le chirurgien danois Hendrik Callisen (1740-1824) préconise d'établir une colostomie dans la région lombaire, sans ouvrir le péritoine, ce qui évite le risque d'une péritonite. Jean Zulema Amussat (1796-1856) s'en inspire pour réaliser, en France, en 1839, la première colostomie lombaire gauche. Mais la complexité de l'intervention et la difficulté pour le patient à gérer un tel emplacement conduisent au retour à l'iléostomie prônée par Littré. Finalement, ce sera la localisation de l'occlusion qui définira l'emplacement de la colostomie.

Jusqu'alors, les colostomies avaient toujours été palliatives. En 1903, le célèbre chirurgien autrichien Johann Von Mikulicz-Radecki (1850-1905) propose pour la première fois une colostomie préventive pour vider le colon obstrué avant une intervention ultérieure curatrice.

RÉFÉRENCES

Amussat J. Z., *Deuxième mémoire sur la possibilité d'établir un anus artificiel dans la région lombaire sans pénétrer le péritoine,* Paris, Germer-Baillière, 1839.

Littré, A., *Les colostomies*, Histoire de l'Académie Royale des Sciences, Paris, 1710.

Mikulicz, J., « Small contributions to the Surgery of Intestinal Tract », *Boston Med J,* n° 148, 1903, p. 608.

Vidal de Cassis A., *Du cancer du rectum et des opérations qu'il peut réclamer : parallèle des méthodes de Littré et de Callisen pour l'anus artificiel*, Paris, J. B. Baillière, 1842.

von Mikulicz-Radecki J., « Chirurgische Erfahrungen uber das Darmcarcinom », *Medical Classics,* n° 2, 1937, p. 187.

Le cancer du rectum

L'histoire du cancer rectal mérite un chapitre à part tant le sujet va stimuler l'ingéniosité des chirurgiens et être l'objet d'interventions successives propres à la localisation particulière de l'organe.

La tradition attribue à un chirurgien anglais, Sir James Faget (1814-1899), la première ablation d'un cancer du rectum en 1739. La technique n'est pas précisée et le résultat ne fut sans doute pas à la hauteur de ses espérances puisqu'il constate plus tard que le nombre de cas dans lesquels le cancer ne récidive pas n'est pas d'un sur cinq cents.

Les colostomies de décharge, pour évacuer les selles, restent donc le plus souvent maîtresses de la place.

Il faudra attendre près de cent ans après l'intervention de Faget pour que Jacques Lisfranc de Saint-Martin (1790-1847), chirurgien en chef de la Pitié à Paris, réussisse, en 1826, l'excision d'une tumeur rectale en incisant le périnée sans ouverture du péritoine. Il publie, sept ans plus tard, le résultat de neuf autres observations semblables dont trois réussites. L'absence d'asepsie explique vraisemblablement les échecs. Même si l'intervention demeure en vigueur pendant cinquante ans, la part reste toujours belle aux colostomies.

À Londres, Frederick Salmon (1796-1868), le fondateur du St Mark's Hospital, utilise en 1830 un écraseur pour arracher partiellement la tumeur et lever l'obstruction.

En 1874, Emil Théodore Kocher (1841-1917), directeur de la clinique chirurgicale de l'université de Berne et prix Nobel de physiologie et de médecine en 1909 pour ses travaux sur la thyroïde, utilise pour la première fois une incision à travers le sacrum, la voie transsacrée, sur un malade couché latéralement. La nature de l'affection n'est pas clairement précisée.

En 1887 à Paris, Paul Reclus (1847-1914) incise l'abdomen, extériorise le côlon descendant et réalise une colostomie dite gauche. Il préfère différer la cure du cancer rectal.

Dix ans après Kocher, en 1885, Paul Kraske (1841-1930), professeur de chirurgie à Fribourg, agrandit la voie d'abord trans-sacrée pour obtenir un meilleur accès à la tumeur. Il résèque le coccyx et une partie du sacrum pour atteindre des lésions situées plus haut dans le rectum et réaliser une suture bout à bout ou un anus sacré si l'anastomose est impossible. La mortalité opératoire est faible mais la récidive locale est malheureusement la règle. L'histoire du malade se termine encore et toujours par une colostomie.

En 1888 à Vienne, Julius von Hochenegg (1859-1940), sensibilisé par les déboires postopératoires et la détresse des patients porteurs d'une colostomie, réalise la première résection d'un cancer rectal en préservant le sphincter anal et en évitant les complications de l'anastomose bout à bout en usage jusqu'alors. Après résection de la tumeur par voie sacrée, il éverse la portion anale, en résèque la muqueuse et la remet en place. Le colon terminal est alors attiré à travers la portion excoriée et suturée à la marge anale. Une seconde ligne de suture solidarise la partie haute du moignon anal avec le côlon. Les complications sont évitées, la continence est sauvegardée et un tiers des malades survit plus de cinq ans. Il donne à sa technique le nom de Durchzich anastomose. Herbert William Allingham (1862-1904), professeur au St George's Hospital de Londres et chirurgien de la Cour, propage la technique en Angleterre. Edouard Quenu (1852-1933), chef de service de chirurgie à l'hôpital Cochin et président de l'Académie de chirurgie, fait de même en France. Elle deviendra la Pull-through anastomosis institutionnalisée au St Mark's Hospital de Londres par Alan Guyatt Parks (1920-1982) en 1972.

Une nouvelle étape importante va être franchie dans les premières années du XXe siècle. En 1907, après avoir étudié les voies de dissémination lymphatique du cancer rectal, Ernest Miles (1869-1947), chirurgien au Royal Cancer Hospital de Londres, propose, outre la résection de la tumeur par le périnée, d'enlever les ganglions lymphatiques proches de la tumeur dans le but d'améliorer le pronostic. Cette résection abdomino-périnéale emporte le mésocôlon pelvien et le muscle releveur de l'anus. Elle nécessite évidemment une colostomie définitive. En fait, pour la petite histoire, il semble qu'une première résection abdomino-périnéale ait déjà été réalisée fortuitement en 1884 par Vincenz Czerny qui, après la classique résection périnéale en vigueur à l'époque, n'avait pas pu terminer l'intervention sans ouvrir l'abdomen ! Il ne s'en était apparemment pas vanté et il avait probablement eu tort. Il en aurait recueilli la paternité.

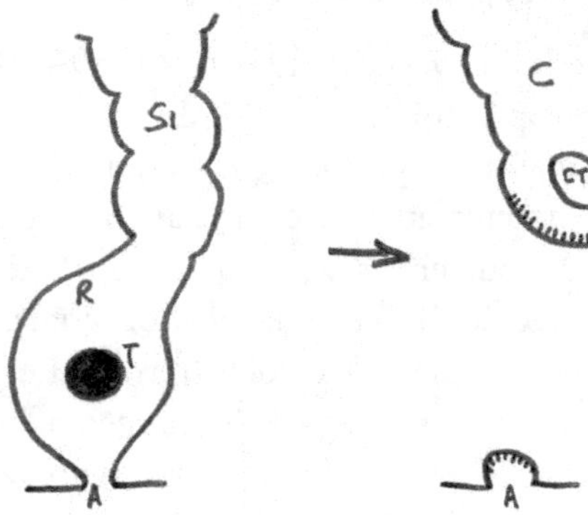

Miles 1908
SI=sigmoïde R=rectum A=anus T=tumeur C=côlon CT=colostomie

John Percy Lockhart-Mummery (1875-1957), chirurgien au St Mark's Hospital et professeur au Royal College of surgeons of England, propose d'explorer avant tout manuellement la cavité abdominale à la recherche d'éventuelles métastases à distance, de pratiquer ensuite une colostomie et, si l'exploration abdominale s'est avérée négative, de différer de quinze jours la résection périnéale de la tumeur. Il réalise la première intervention en 1914 et la publie en 1920. Quelques années plus tard, le taux de mortalité diminue considérablement et près de la moitié des patients sont guéris. Ce mode opératoire reste en vigueur en Angleterre et aux États-Unis jusque dans les années 1930.

On constate alors que la présence d'une colostomie transitoire augmente le risque d'infection et de péritonite lors du deuxième temps opératoire. William Bashall Gabriel (1893-1975) réalise donc l'opération de Lockhart-Mummery en un seul temps. Un meilleur contrôle du risque hémorragique et du choc opératoire réduit encore la mortalité.

À l'université de Vienne, Hans Finsterer (1877-1955) met au point la résection abdominosacrée en 1941. Après une mobilisation du rectum par voie abdominale et la ligature des vaisseaux mésentériques, le péritoine pelvien est refermé, la tumeur est retirée par voie transsacrée et le côlon est suturé au rectum. Cette intervention n'a pas la faveur des chirurgiens en raison du risque de fistule sacrée, difficile à traiter et intolérable pour le patient.

À la Mayo Clinic en 1948, Claude F. Dixon (1893-1968) laisse son nom à une nouvelle technique dite résection antérieure entièrement menée à bien par la seule voie abdominale. Après la résection rectale, l'intervention est complétée par une anastomose du côlon sur le moignon rectal. La seule restriction réside dans la nécessité d'un intervalle sain de cinq centimètres au moins entre la tumeur et l'anus. Cette distance pourra être réduite par la suite.

Au milieu du XXe siècle à l'université de Philadelphie, Harry Ellicot Bacon, (1900-1981) recommande une nouvelle procédure, inspirée des opérations d'Allingham, de Quénu et d'autres. Il attire cinquante centimètres de côlon à travers un anus iliaque, le fixe et l'ampute au bout de dix jours. Bien que la conservation du sphincter soit possible dans certains cas, les complications sont nombreuses. Les complications (abcès, sténoses et incontinence) limitent ce procédé à un événement sans suite.

En 1961, deux publications, provenant de deux parties différentes du continent américain, proposent un nouveau procédé pour préserver la continuité intestinale chez les patients atteints d'un cancer rectal, d'une maladie de Hirschprung ou d'un mégacôlon secondaire à une maladie de Chagaz. Rupert B. Turnbull Jr (1913-1981) à la

Cleveland Clinic et Daher E. Cutait (1913-2001) à l'université de São Paulo conçoivent l'anastomose colo-anale différée.

Le siècle s'achève, dominé par la poursuite acharnée de la bataille pour la préservation de la fonction sphinctérienne. En 1972, Sir Alan Guyatt Parks (1920-1982), chirurgien au St Mark's Hospital et président du Royal College of Surgeons à Londres, pour éviter l'incontinence due aux les lésions neurologiques, modifie la technique et anastomose le côlon à travers un anus préalablement dilaté sans altérer les fonctions de la musculature pelvienne.

Un peu plus tard, les premiers instruments de suture colique mécanique apparaissent en Russie et sont rapidement adoptés en Europe et aux États-Unis. Ils permettent des sutures rectales peu distantes de la marge anale et des ablations quasi totales du rectum avec conservation des sphincters.

Une nouvelle étape décisive dans le traitement du cancer rectal est la résection totale du mésorectum, ensemble des tissus qui entourent le rectum. Elle est introduite en 1979 par Richard J. Heald, professeur de chirurgie à l'université de Southampton, pour des cancers situés à moins de dix centimètres de la marge anale. Il publie ses résultats trois ans plus tard avec ses collègues de l'Unité colorectale du North Hampshire Hospital de Basingstoke. Cette innovation a le mérite d'améliorer nettement le pronostic en limitant les récidives locales et en préservant l'innervation des sphincters.

En 1984 à l'université de Cologne, Gerhard Buess (1948-2010) décrit une résection transanale par microchirurgie endoscopique réservée à des tumeurs proches des sphincters et inaccessible aux autres techniques. La morbidité est réduite. Le confort est certain et l'incontinence postopératoire est quasi nulle. La récidive locale est moindre qu'après une résection transanale simple et le confort du patient est amélioré. L'opération est toutefois longue, coûteuse et compliquée en cas de radiothérapie préventive. Malgré les avantages, l'indication reste limitée aux tumeurs bénignes du bas rectum ou à des cas très particuliers.

À la même époque, les informations préopératoires complémentaires apportées par les progrès de l'imagerie radiologique (endosonographie, scanner et résonance magnétique) conduisent progressivement à une meilleure sélection des malades et des techniques appropriées.

Enfin, ce qui suit n'est plus uniquement l'œuvre du chirurgien. La radiothérapie, la chimiothérapie et l'immunothérapie viennent compléter ses efforts pour tenter de sauver le malade.

RÉFÉRENCES

Allingham W., *Maladies du rectum, diagnostic et traitement*, Paris, Delahaye, 1877.

Bacon H. E., *Anus, Rectum, Sigmoid Colon: Diagnosis and Treatment*, Philadelphia, J. B. Lippincott Company, 1949.

Buess G., Hutterer F., Theiss J., Bobel M., Isselhart T. W., Pichmaier H., « A system for a transanale endoscopic rectum operation », *Chirurg*, n° 55, 1984, p. 677.

Dixon C. F., « Anterior resection for malignant lesions of the upper part of the rectum and lower part of the sigmoid », *Ann Surg*, n° 128, 1948, p. 425.

Heald R. J., « A new approach to rectal cancer », *Br J Hosp Med*, n° 22, 1979, p. 277.

Kocher E., « Die Extirpatio Rect nach vorheriger excision des Steissbeiness und ueber radicalheitung des Krebses », *Deutsche zeitschrift fur Chir*, n° 13, 1874, p. 161.

Kraske P., « Zur Extirpation hochsitzender Mastdarmkrebs », *Berlin. Klin. Wochenschrift*, n° 48, 1885, p. 899.

Lisfranc J., « Mémoires sur l'excision de la partie inférieure du rectum devenu carcinomateux, *Mémoires de l'Académie de Médecine*, n° 3, 1833, p. 191.

Lockhart-Mummery J. P., *Diseases of the rectum and colon and their surgical treatment*, Londres, Baillière, Tindall&Cox, 1934.

Miles W. E., « A method of performing abdomino-périneal excision for carcinoma of the rectum and of the terminal portion of the pelvic colon », *Lancet*, n° 2, 1908, p. 1812.

Parks A., « Transanal technique in low rectal anastomosis », *Proc R Soc Med*, n° 65, 1972, p. 975.

Quenu E., Hartmann H., *Chirurgie du rectum*, Paris, Steinthal, 1899.

Reclus P., *Extirpation de l'extrémité inférieure du rectum avec conservation du sphincter anal*, Soc chir 28 mai 1890.

von Hochenegg J., « Die sacrale Methode der Extirpation von Mastdarmcarcin », *Wiener Klin Wochenschrift*, n° 27, 1888, p. 254.

Le cancer du côlon

Pendant très longtemps, les chirurgiens ont découvert le cancer du côlon alors que le patient était en obstruction intestinale, et souvent depuis plusieurs jours. Le ventre était ballonné et le patient en triste état. Désarmés, les médecins se sont résignés à des solutions palliatives tentant de remédier à leur impuissance par l'audace et l'ingéniosité. Leur imagination ne manquait pas de ressources : lavements, insufflation d'eau, d'air ou de gaz divers, sans effets réellement bénéfiques et avec un risque notable de rupture du colon.

En 1710, Alexis Littré (1654-1726), médecin et anatomiste français, membre de l'Académie des Sciences, est le premier à réaliser, sans anesthésie évidemment, une iléostomie iliaque pour soulager un patient en occlusion.

Dans la deuxième moitié du XVIIIe siècle, diverses manœuvres sont encore tentées pour remédier à l'inconfort de l'occlusion : stimulation par des courants galvaniques, pétrissage du ventre et même des perforations à travers la peau pour diminuer le gonflement abdominal qui ne manquait pas de se reproduire aussitôt après,

De tous les cancers coliques, celui qui va retenir d'emblée la plus grande attention est celui du sigmoïde parce qu'il est le plus fréquent.

En 1834, à Annonay, avant l'ère de l'antisepsie, Jean-François Reybart (1795-1863) réalise, dans la plus grande discrétion, la première résection du sigmoïde. De retour à Lyon, il présente les résultats de son intervention à la tribune de l'Académie et subit un implacable réquisitoire d'Antoine Joseph Jobert de Lamballe (1799-1867), chirurgien personnel de Louis-Philippe et de Napoléon III. Reybart est sommé de démontrer la faisabilité de son intervention sur des chiens. Ils meurent tous. L'intervention est donc unanimement condamnée et tombe dans l'oubli pour une cinquantaine d'années. Il faut avouer que, dans les conditions de l'époque, cette colectomie dite idéale était une gageure sinon une erreur.

La prouesse reste donc sans lendemain. Les essais ultérieurs sont des échecs et la cæcostomie de Littré reste de mise.

En 1903, deux ans avant son décès, Jan von Mikulicz-Radecki (1850-1905), à l'université de Wroclaw, perfectionne la technique de la colectomie pour cancer. La résection du côlon se fait en deux temps sous couvert d'une colostomie temporaire. C'est un jalon essentiel de la chirurgie colique.

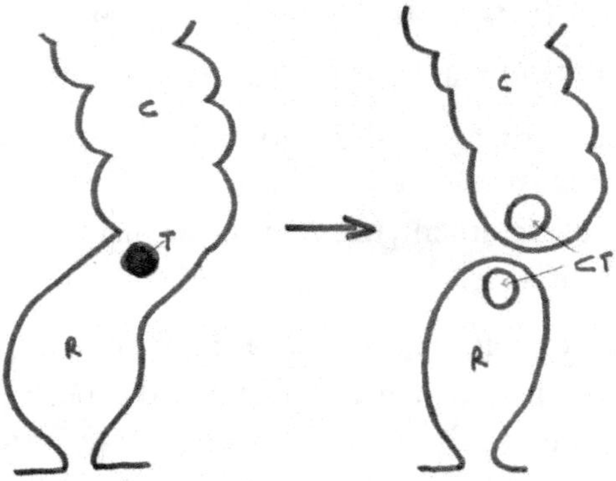

Mikulicz 1903
C=colon T=tumeur R=rectum CT=colostomies

Berkeley George Andrew Moynihan (1865-1936), professeur de clinique chirurgicale à l'université de Leeds, insiste dès 1908 sur la nécessité de nettoyer le côlon par des lavements répétés durant plusieurs jours avant l'intervention et même d'utiliser pour le stériliser la sulfanilamide qui vient d'être synthétisée à Vienne. Il aurait également suggéré de réséquer simultanément la veine mésentérique inférieure jusqu'à son origine et les ganglions adjacents pour limiter les récidives.

En 1921, Henri Albert Hartmann (1860-1952), chirurgien en chef au service de chirurgie de l'Hôtel-Dieu à Paris, laisse son nom à une intervention qu'il commente comme suit au 30e Congrès de l'Association Française de Chirurgie après l'avoir réalisée chez deux patients porteurs d'une colostomie préalable : « Dans un premier temps, je me suis borné à extirper le segment de colon intermédiaire à l'anus artificiel et au rectum avec le territoire ganglionnaire correspondant. Puis j'ai fermé le bout supérieur du rectum et je l'ai péritonisé, ne touchant pas au plancher périnéal. Dans le second temps, la continuité est rétablie. Les deux cas évoluèrent sans incident comme une appendicectomie. »

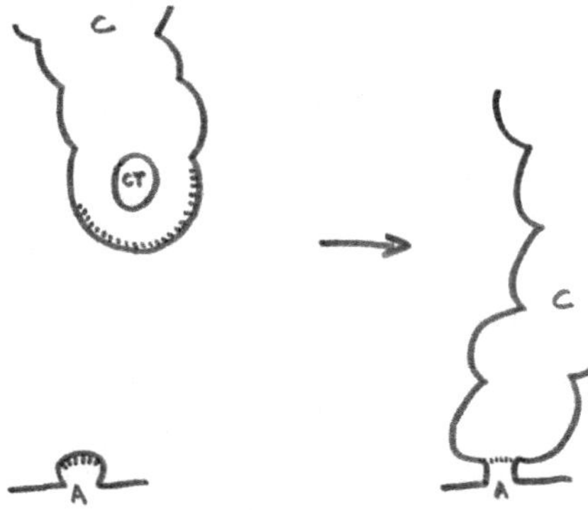

Hartmann 1921 Premier temps-deuxième temps
C=côlon CT=colostomie A=anus

En 1949, Owen Harding Wangensteen (1898–1981), chef du service de chirurgie à l'université du Minnesota et initiateur, dès 1932, de la mise en aspiration gastrique pour soulager les patients en occlusion intestinale, réalise l'intervention de Hartmann en un seul temps sous couvert d'une colostomie. En 1950, Ivan D. Baronowsky, un des ses élèves, fait de même mais sans colostomie.

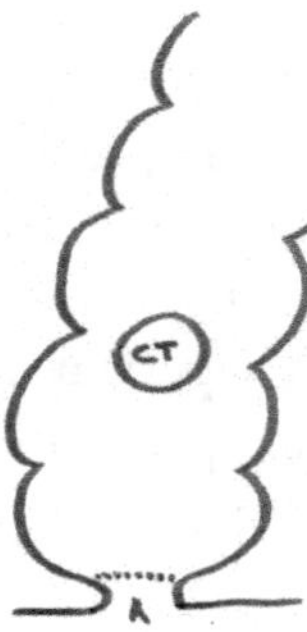

Dixon-Wangensteen 1949
CT=colostomie A=anus

Néanmoins, par mesure de sécurité, la colectomie avec colostomie de décharge reste la solution la plus sûre.

Les premières techniques rendues possibles par les progrès de l'endoscopie (dilatation au ballonnet, mise en place de prothèse, recanalisation par destruction au laser) sont essentiellement palliatives. Elles offrent néanmoins la possibilité de soulager le patient lorsque la solution chirurgicale est illusoire.

En 1968, à Édimbourg, Alan Ramsey Muir (1925-1974) attire l'attention sur le bénéfice apporté par un lavement évacuateur avant l'intervention. La préparation colique est rapidement adoptée.

En 1970, plusieurs publications remettent au premier plan une technique pratiquée en 1945 par un chirurgien militaire, James M. Mason III. Sans aucune préparation, celui-ci réséquait le côlon hors de l'abdomen, le remettait en place et refermait ensuite sans colostomie. Chirurgie de guerre !

Pour nettoyer le côlon avant l'intervention, la colostomie devient une institution en chirurgie colique d'urgence dès 1973. Elle est néanmoins inconfortable, prolonge l'hospitalisation et génère des complications dont la mortalité n'est pas négligeable. Pour réduire cette morbidité, Hugh Duddley (1925-2011), professeur de chirurgie au St Mary's Hospital, London, propose, en 1980, de pratiquer le lavage colique pendant l'intervention. Le temps opératoire est considérablement allongé et les bénéfices ne sont pas à la hauteur des attentes.

Les premières interventions mini-invasives par cœlioscopie font leur apparition au début des années nonante.

En 1991, au Laparoscopic and Laser Surgery Institute of Miami, Moises Jacobs, après en avoir acquis l'expérience sur des chiens, publie huit observations de résections du sigmoïde ou du côlon descendant pour cancer, avec d'excellents résultats, un séjour hospitalier très raccourci et une morbidité fort peu importante. Après avoir libéré le côlon droit et le sigmoïde de leurs attaches vasculaires, le côlon est sorti de l'abdomen par un orifice de petite taille. Il est réséqué. Le côlon est suturé et remis en place. Il s'agit donc de la colectomie externe de Mason mais assistée par cœlioscopie.

En 2013, à la clinique Capio de la Sauvegarde à Lyon, Benoit Gignoux signe la première résection cœlioscopique ambulatoire mondiale du sigmoïde chez un patient de soixante-six ans atteint d'un cancer. Opéré le matin, ce dernier regagne son domicile à pied en début de soirée. Progressivement, l'usage exclusif de l'endoscopie conduit à la reconnaissance par tous de l'efficacité et de l'innocuité de la méthode même si, dans certains cas difficiles, le recours à la chirurgie traditionnelle reste nécessaire en cours d'intervention. Le taux de récidive n'est pas différent de celui de la chirurgie conventionnelle.

RÉFÉRENCES

Baronowsky I. D., « Primary resection and aseptic end to end anastomosis for acute of subacute large bowel obstruction », *Surgery,* n° 27, 1950, p. 664.

Cutait D. E., Figlioni F. J., « A new method of colorectal anastomosis in abdominoperineal resection », *Dis Colon Rectum,* n° 4, 1961, p. 335.

Chauvel J., *Précis d'Opérations de Chirurgie*, Paris, Baillière et Fils, Paris, 1891.

Dudley H. A., Racliffe A. G., McGeehan D., « Intraoperative irrigation of the colon to permit primary anastomosis », *Br J Surg,* n° 67, 1980, p. 8.

Hartmann H., « Nouveau procédé d'ablation des cancers de la partie terminale du colon pelvien », *Congrès Français de Chirurgie,* n° 30, 1923, p. 2241.

Jacobs M., Verdeja J. C., Goldstein H. S., « Minimally invasive colon resection « laparoscopic colectomy », *Surg Laparosc Endosc,* n° 1, 1991, p. 144.

Jobert de Lamballe A. J., « Rapport concernant un mémoire (rédigé par Reybard) sur une tumeur cancéreuse affectant l'S iliaque du côlon ; ablation de la tumeur et de l'intestin, réunion directe et immédiate des deux bouts de cet organe. Guérison », *Bull Acad Nat Méd Paris,* n° 9, 1844, p. 1031.

Mason J. M., « Surgery of the colon in the forward thee battle area, *Surgery,* n° 18, 1945, p. 534.

Turnbull R. J., Cuthbertson A., « Abdomino-rectal pull-through resection for rectal cancer and for Hirschprung's disease », *Cleveland Clin Q,* n° 28, 1961, p. 109.

von Mikulicz-Radecki J., « Chirurgische Erfahrungen über das Darmcarcinoma », *Arch Klin Chir,* n° 69, 1903, p. 28.

Wangensteen suction, Stedman's Medical Spellchecher, Philadelphia, Lippincott Williams and Wilkins, 2006.

Diverticulose et diverticulite

Les diverticules du côlon sont de petites hernies de la muqueuse à travers la paroi. Souvent nombreux et situés préférentiellement sur le sigmoïde, ils peuvent contenir des selles, s'enflammer, s'infecter (diverticulite) et éventuellement s'abcéder (abcès diverticulaire).

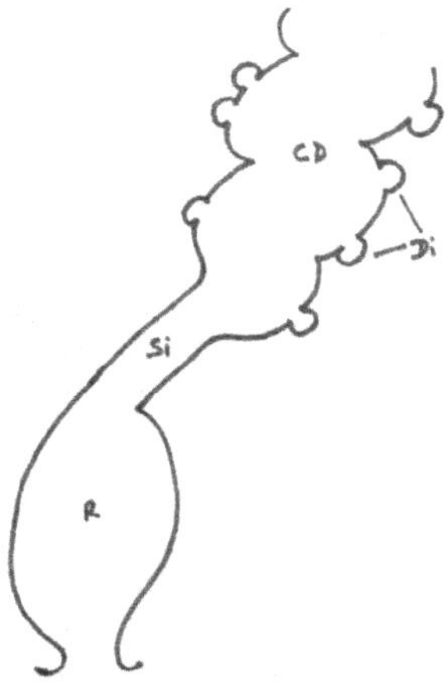

R=rectum SI=sigmoïde CD=côlon descendant DI=diverticules

Les premières observations cliniques de diverticulites sont dues à Maximilian Stoll (1742-1787), un médecin autrichien de l'université de Vienne. Dans un livre intitulé *Chronic Diseases* et publié après sa mort, on en trouve une description fort précise : « Chez les femmes qui ont eu des grossesses fréquentes ou qui sont mères de nombreux enfants, les intestins ont souvent des tailles inégales, étant dans des endroits très dilatés et dans d'autres endroits fortement contractés, de sorte que les fèces s'accumulent dans le sac ou le diverticule de l'intestin et que le transit intestinal est retardé, les fèces durs irritent les intestins et provoquent des coliques. Cela se produit surtout dans le côlon, en particulier au niveau des flexions, que ce soit au niveau de la flexion hépatique ou splénique ou de l'un d'eux. Ces diverticules, ces élargissements des intestins remplis de fèces durs et volumineux, peuvent souvent être palpés et donner l'impression de saucisses ressenties à travers l'abdomen. Ce n'est toutefois pas le cas, car dans quelques jours, lorsque les intestins sont bien ouverts, ils peuvent disparaître ou diminuer considérablement, bien qu'ils puissent se reformer dans quelques jours. »

Tout est dit jusqu'à ce qu'en 1853, Rudolf Ludwig Karl Virchow (1821-1902), un des pères de l'anatomopathologie, attire l'attention sur l'inflammation et ses conséquences : « Dans ces observations, il y a parfois une péritonite chronique, spécialement dans le sigmoïde où il peut exister un empilement et une rétention de selles. »

En 1896, William James Mayo (1861-1939), co-fondateur de la Mayo Clinic, procède à la première intervention pour une fistule entre le côlon et la vessie. Après avoir emporté la fistule, il résèque le côlon en pensant à une tumeur et découvre qu'il s'agit d'une diverticulite.

J. Bland-Sutton (1855-1936), chirurgien au Middlesex Hospital de Londres, enlève en 1903 une portion de côlon supposée cancéreuse. Il découvre qu'il s'agit d'une diverticulite provoquée par un fétu de paille fiché dans la masse fécale.

En 1905, Humphry Rolleston (1862-1944), un éminent médecin britannique, classifie les lésions. Il fait la distinction entre la péritonite aiguë locale, l'abcès avec ulcération ou perforation et la rupture avec péritonite généralisée.

En 1907, Georges Emerson Brewer (1861-1939), chirurgien à la Columbia University, opère pour la première fois un abcès diverticulaire avant sa rupture dans la cavité abdominale.

Jusqu'à ce que la radiologie en permette le diagnostic, les diverticulites restent souvent des surprises opératoires. Le premier diagnostic radiologique préopératoire est attribué, sans certitude, à un médecin suisse, Fritz de Quervain (1868-1940) en 1914, et c'est Robert Abbe (1851-1928), un chirurgien new yorkais, qui procède, la même année, à la première résection à la suite d'un diagnostic radiologique.

En 1923, O. A. Marxer attire l'attention sur l'aspect radiologique des premiers stades de la maladie.

Au Laparoscopic and Laser Surgery Institute de Miami, après avoir acquis de l'expérience sur des chiens, Moises Jacobs publie, en 1991, les cinq premières observations de résections sigmoïdiennes pour diverticulite par cœlioscopie. Cette nouvelle voie est rapidement acceptée pour autant que la sévérité de la maladie le permette.

En 1995, Honzen Ou, chirurgien au Chino Valley Medical Center, en Californie, apporte les premiers résultats d'une nouvelle innovation appelée Hand-assisted laparoscopic surgery. Elle permet au chirurgien d'accompagner l'intervention mini-invasive en introduisant une main dans l'abdomen à travers un brassard gonflé, torsadé et muni de deux anneaux qui assurent l'étanchéité du pneumopéritoine.

RÉFÉRENCES

Abbe, R., « A case of sigmoid diverticulitis simulating malignancy », *Med Rec,* n° 86, 1914, p. 190.

Brewer G. E., « Acute diverticulitis of the sigmoid with operation before rupture », *JAMA,* n° 51, 1908, p. 534.

De Quervain, F., « Zur diagnose der erworbenen Dickdarmdivertikel und der Sigmoiditis diverticularis », *Dtsch Z Chir,* n° 128, 1914, p. 67.

Jacobs M., Verdeja J. C., Goldstein H. S., « Minimally invasive colon resection, laparoscopic colectomy », *Surg Laparosc Endosc,* n° 1, 1991, p. 144.

Jones S., « Communication between the sigmoid flexure and the bladder, the result of ulceration of a false diverticulum », *Trans Path Soc London,* n° 10, 1958, p. 131.

Mayo, W. J., Wilson, L. B., Giffin, H. Z., « Acquired diverticulitis of the colon and its surgical treatment », *Surg Gynec Obstet,* n° 5, 1907, p. 8.

Ou H., « Laparoscopic-assisted mini laparotomy with colectomy », *Dis Colon Rectum,* n° 38, 1995, p. 324.

Rolleston, H. D., « Pericolitis Sinistra », *Lancet,* n° 854, 1905, p. 860.

La colite ulcéreuse

La colite ulcéreuse est une maladie inflammatoire chronique de la muqueuse du côlon. Elle est due à une réaction immunitaire excessive et se manifeste par des douleurs abdominales, une altération de l'état général et des diarrhées sanglantes génératrices d'anémie. Deux complications sévères sont à redouter : la colite fulminante, une exacerbation brutale et redoutable de la maladie, et l'apparition d'un cancer.

La première tentative de traitement chirurgical date de 1893. À la General Infirmary de Leeds, Sir Arthur Mayo-Robson (1853-1933) pratique une incision dans le sigmoïde pour irriguer le côlon enflammé dans l'espoir d'arrêter les saignements. Diverses substances sont successivement utilisées, ipécacuanha, hamamélis, acide borique dilué, mais les résultats ne sont malheureusement pas à la hauteur des espérances.

Deux ans plus tard, Charles B. Keetley (1848-1909), chirurgien au West London Hospital, fait de même à travers un appendice relié à la peau, une appendicostomie. En 1902 à New York, Robert Fulton Weir (1838-1927) utilise, par la même voie, des agents antimicrobiens, bleu de méthylène, nitrate d'argent, bismuth et d'autres. Les rares résultats encourageants enregistrés sont probablement dus au caractère fluctuant de la maladie.

En 1908, un certain docteur Wagner, dont l'histoire semble avoir perdu la trace, aurait tenté mais sans succès d'enlever la totalité du côlon en épargnant le rectum. Le patient décéda deux heures après l'opération.

En 1913 à Saint-Louis, J. Y. Brown suggère de pratiquer une iléostomie sans résection colique dans l'espoir que la mise au repos du côlon induise une rémission et qu'une résection colique puisse être pratiquée dans un second temps. Malheureusement, l'amélioration n'est pas souvent au rendez-vous. Il faudra encore de très nombreux lavages au permanganate ou à l'hypochlorite pour que l'idée soit définitivement abandonnée.

Dans les années 1930, l'approche chirurgicale de la colite ulcéreuse est de nouveau envisagée. Les premières tentatives se résument à injecter de l'air dans la cavité péritonéale (pneumopéritoines thérapeutiques), à des sections du nerf vague, des appendicectomies et des résections des nerfs splanchniques. Tous ces essais se révèlent inefficaces.

En 1948, à l'université de Pennsylvanie, Lewis Kraeer Fergusson (1897-1968) publie une courte série de colites fulminantes traitées par colectomie totale et iléostomie définitives.

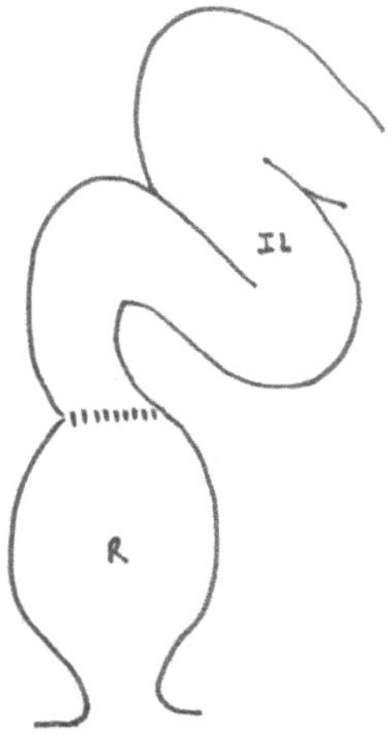

Fergusson 1948
IL=iléon R=rectum

La découverte de la sulphasalazine par Nanna Svartz en 1940, de l'hormone corticotrope par Phillip Hench à la Mayo Clinic en 1950, de la 6-mercaptopurine par Bean en Australie en 1960 et des anti-TNF par la suite, font reculer sans cesse les indications chirurgicales de la colite ulcéreuse, les réservant aux échecs du traitement médicamenteux, aux dysplasies sévères et aux cancers.

En 1949, pour les patients résistant au traitement, G. Gavin Miller (1893-1964), chirurgien à l'université McGill de Montréal, propose une colectomie droite avec abouchement de l'iléon au colon transverse. Il publie vingt-quatre observations sans aucun décès mais l'évolution de la maladie reste toujours un problème.

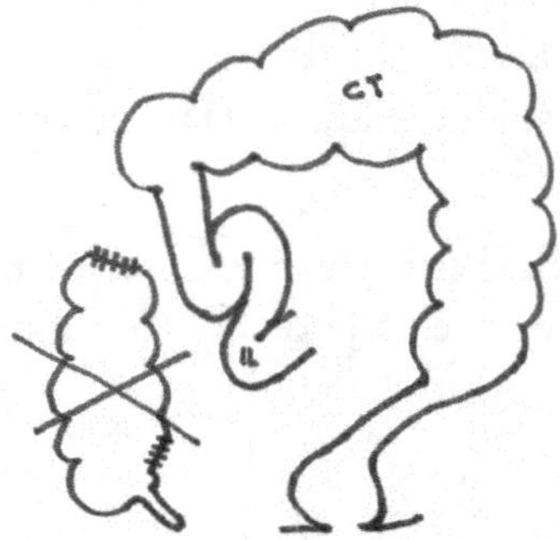

Gavin 1949
CT=côlon transverse IL=iléon

Deux ans plus tard, au Johns Hopkins Hospital, Mark M. Ravitch (1910-1989) décide d'étendre la résection colique et propose une colectomie totale avec iléostomie définitive.

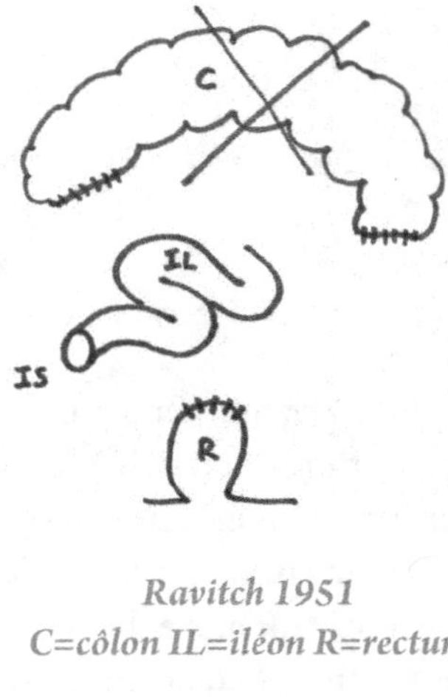

Ravitch 1951
C=côlon IL=iléon R=rectum

La qualité de vie des patients reste un sujet de préoccupation. Pour éviter l'iléostomie, vers 1960, on opte pour la colectomie totale en reliant l'iléon au rectum (anastomose iléorectale) comme préconisée par Fergusson en 1948. Le rectum malade reste en place et doit être surveillé quant au risque de cancérisation.

En 1980, la colectomie totale avec anastomose iléorectale est supplantée par la colectomie totale avec suture à l'anus (anastomose iléo-anale). L'enthousiasme vis-à-vis de cette intervention est toutefois mitigé devant l'importance des complications et les résultats fonctionnels médiocres. Pour réduire ces désagréments, C. Van Laarhoven propose une alternative. Il laisse le rectum en place, enlève complètement la muqueuse et suture l'iléon à l'anus. Ces procédés évitent donc de devoir créer un réservoir puisque la musculeuse rectale tapissée de muqueuse iléale en tient lieu.

Enfin, pour améliorer la continence, Nils G. Kock, à l'université de Göteborg, construit un réservoir iléal en 1994 en accolant plusieurs anses grêles avant de les suturer à la marge anale.

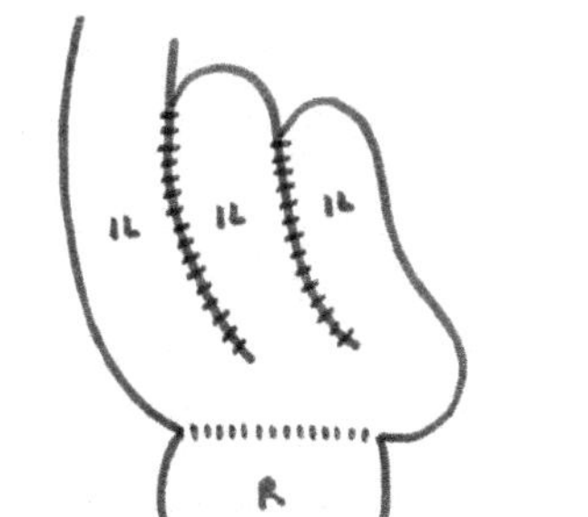

Kock 1994
IL=iléon R=rectum

À la fin du XXe siècle, la chirurgie cœlioscopie fait son entrée en chirurgie colique et évolue progressivement jusqu'à la réalisation de la résection complète du côlon et du rectum avec création d'un réservoir iléal et anastomose iléo-anale. L'arrivée de la chirurgie assistée par Robot est une nouvelle étape dans l'évolution de la chirurgie colorectale. Sa place dans le traitement de la colite ulcéreuse reste à définir.

RÉFÉRENCES

« Editorial, Robert Fulton Weir », *Amer J Surg* n° 2, 1927, p. 514.

Brown J. Y., « The value of the complete physiological rest of the large bowel in the treatment of certain ulcerative and obstructive lesions of this organ », *Surg Gynecol Obstet,* n° 16, 1913, p. 610.

Fergusson L. K., Stevens L. W., « The Surgery of Complications of Ulcerative Colitis », *Gastroenterology,* n° 11, 1948, p. 640.

« Keetley C. B. (1895), Quoted by Corbett R. S. », *Proc R Soc Med,* n° 38, 1945, p. 377.

Kock N. G., « Intra-abdominal « Reservoir » in patients with permanent iléostomy », *Dis Colon Rectum,* n° 37, 1994, p. 278.

Miller G. G., Ripstein C. B., Tabah E. J., « *The surgical management* of *ulcerative colitis* », *Surg Gynecol Obstet,* n° 88, 1949, p. 351.

Ravitch M. M., Handelsman J. C., « One stage resection of the entire colon and rectum for ulcerative colitis and adenomatosis », *Bull Johns Hopkins Hosp,* n° 88, 1951, p. 59.

Van Laarhoven C., Andriesse G. I., Schipper M. E., Akkermans L. M., Van Vroonhoven J. M., GoozenN H. G., « Ileoneorectal anastomosis. Early clinical results of a restorative procedure for ulcerative colitis and familial adenomatous polyposis without formation of an ileo-anal pouch », *Ann Surg,* n° 230, 1999, p. 750.

La maladie de Crohn colique

Même si elle affecte préférentiellement l'iléon, la maladie de Crohn peut également se localiser sur le côlon.

En 1913, un chirurgien écossais, Thomas Kennedy Dalziel (1861-1924), opère et décrit sous ce qu'il nomme Chronic interstitial enteritis et qui est peut-être la première évocation d'une atteinte colique de la maladie de Crohn puisque l'examen anatomopathologique des pièces opératoires montre toutes les caractéristiques microscopiques de la maladie : un infiltrat éosinophile, des granulomes et des cellules géantes.

En 1934, dans un article évoquant diverses autres localisations de l'iléite régionale, Ralf Colp (1924-2008), chirurgien au Mount Sinai Hospital, fait état d'une observation dans laquelle le processus inflammatoire s'étend au-delà de la valvule de Bauhin, impliquant le cæcum et le côlon ascendant.

Quoique Charles A. Wells (1914-1989), chirurgien à l'université de Liverpool, ait souligné, dès 1952, que la colite segmentaire est probablement une forme de maladie de Crohn plutôt qu'une variante de la colite ulcéreuse, il faut attendre 1960 pour que Sir Hugh Evelyn Lockhart-Mummery, à cette époque chirurgien au St Thomas' Hospital, fasse clairement la distinction entre les deux entités. Certains médecins, dont Burrill B. Crohn lui-même, émettent des doutes.

Au début des années 1980, au St Mark's Hospital de Londres, Sir Alan Guyatt Parks (1920-1982) et Ralf John Nicholls inventent une procédure chirurgicale pour éviter les inconvénients de l'anus artificiel définitif après résection totale du côlon : l'anastomose iléo-anale. En 1996 à l'hôpital Beaujon, Yves Panis l'applique avec succès à certains cas de maladie de Crohn colique.

RÉFÉRENCES

Dalziel T. K., « Chronic interstitial enteritis », *Br Med J*, n° 2, 1913, p. 1068.

Colp R., « A case of non-specific granuloma of the terminal ileum and cecum », *Surgical Clinics of North America,* n° 14, 1934, p. 443.

Wells C., « Ulcerative colitis and Crohn's disease », *Annals of the Royal College of Surgeons of England,* n° 11, 1952, p. 105.

Lockhart-Mummery H. E, Morson B. C., « Crohn's disease (regional enteritis) of the large intestine and its distinction from ulcerative colitis », *Gut,* n° 1, 1960, p. 87.

Panis Y., Poupard B., Neneth J., Lavergne A., Hautefeuille P., Valleur P., « Ileal pouch/anal anastomosis for Crohn's disease », *Lancet,* n° 347, 1996, p. 854.

Le volvulus sigmoïdien

Pour des raisons diverses, il arrive que l'intestin se replie sur lui-même, se torde et empêche les selles de progresser. C'est un volvulus. Au niveau du côlon, il se produit préférentiellement au niveau du cæcum ou du sigmoïde. L'obstruction intestinale qui en résulte peut se résoudre spontanément si le côlon reprend sa place ou nécessiter une intervention si ce n'est pas le cas.

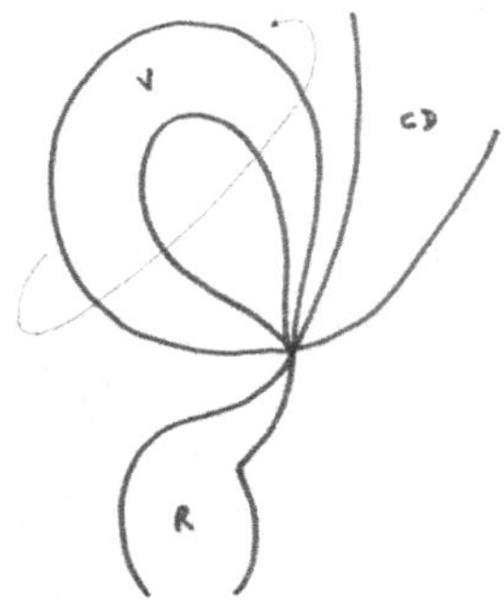

Volvulus du sigmoïde
CD=côlon descendant V=anse volvulée R=rectum

Le papyrus égyptien d'Ebers, datant du milieu du IIe siècle av. J.-C., décrit déjà l'évolution du volvulus soit vers la résolution spontanée, soit vers la mort. Dans son ouvrage *Affections*, Hippocrate (460-377) évoque l'effet curatif de l'insufflation d'une importante quantité d'air par l'anus et, dans un autre intitulé *Maladies*, il affirme l'efficacité d'un suppositoire de dix centimètres de long… ou plus !

Dans un article publié dans les *Mémoires de l'Académie de Médecine* de 1768, M. Hevin rapporte : « La baronne de Santi, de Chatillon-sur-Seine, se mourait d'une passion iliaque. Un jeune chirurgien, qui avait servi dans l'armée, survint et promit la guérison si la malade voulait bien se soumettre à une opération. Celle-ci fut acceptée. Le chirurgien sortit une grande partie des intestins avant de trouver le point d'enroulement ; il le dégagea, défit le nœud et remit le tout en place. L'abdomen fut refermé, la plaie cicatrisa et la malade guérit. La baronne alloua fort délicatement une pension à son jeune et audacieux chirurgien mais il ne vécut pas assez longtemps pour en jouir. » On ne sait s'il faut davantage louer l'inconsciente audace du jeune chirurgien ou l'incroyable chance de la patiente !

On attribue néanmoins la première évocation sérieuse du volvulus colique à Carl von Rokitansky (1804-1878), professeur d'anatomopathologie à Vienne, en 1841. À cette époque, le volvulus est une découverte d'autopsie. C'est une affection rare. Charles Hilton Fagge (1838-1883), en Angleterre, signale que sur 4000 autopsies consécutives au Guy's Hospital de Londres, quatre décès seulement sont dus à un volvulus.

En 1859, un certain docteur Gay aurait procédé à une réduction sur un cadavre en introduisant un tube dans le rectum pour faire basculer le colon et le libérer de son contenu. En 1883, à Fredericton, capitale du Nouveau Brunswig, A. B. Atherton incise l'abdomen pour libérer le côlon de ses adhérences responsables et sauver le patient.

Néanmoins le volvulus demeure le plus souvent une découverte d'autopsie jusqu'à ce que les résections se vulgarisent dans les années 1940. Trois approches chirurgicales sont alors possibles : le déroulement de l'anse en cause et plicature du mésentère pour éviter la récidive, la résection colique avec rétablissement de la continuité ou la colectomie selon Hartmann.

En 1947, Christian Bruusgaard, qui a sans doute lu Hippocrate, décomprime le côlon en introduisant un rectosigmoïdoscope rigide. Il place un tube dans le rectum pour entretenir l'évacuation des gaz. Sur une série de 91 patients, il n'accuse que 13 décès mais les récidives ultérieures sont fréquentes. C'est néanmoins un excellent procédé pour soulager le patient et permettre un geste chirurgical différé dans de meilleures conditions.

Dans la même optique, en Inde, en 1974, M. R. Tanga propose d'utiliser un colonoscope qui, outre la décompression, permet la mise en place d'une sonde de Foley en attendant l'intervention.

Au début des années 1990, plusieurs centres chirurgicaux indiens prônent la fixation du sigmoïdien (mésosigmoplastie) par cœlioscopie après avoir décomprimé le côlon par colonoscopie.

RÉFÉRENCES

Gay., « Fatal distraction from twisting of the mesocolon », *Trans Pathol Soc London,* n° 10, 1859, p. 153.

von Rokitansky C., *Handbuch der Pathologischen. Vol. I. Anatomie*, Germany, Braumüller u. Seidel, 1841.

Atherton A. B., « Cases of Internal Strangulation of the Bwels : Laparotomy », *Boston Med Surg,* n° 108, 1883, p. 553.

Bruusgaard C., « Volvulus of the sigmoid colon and its treatment », *Surgery,* n° 22, 1947, p. 466.

Tanga M. R., « Sigmoid Volvulus : A new concept in treatment », *Amer J Surg,* n° 128, 1974, pp. 119-121.

Le volvulus cæcal

Le volvulus du cæcum est une affection beaucoup plus rare que celui du sigmoïde.

Il est décrit pour la première fois en 1837 par Carl von Rokitansky à l'occasion de l'autopsie d'un patient décédé en occlusion intestinale.

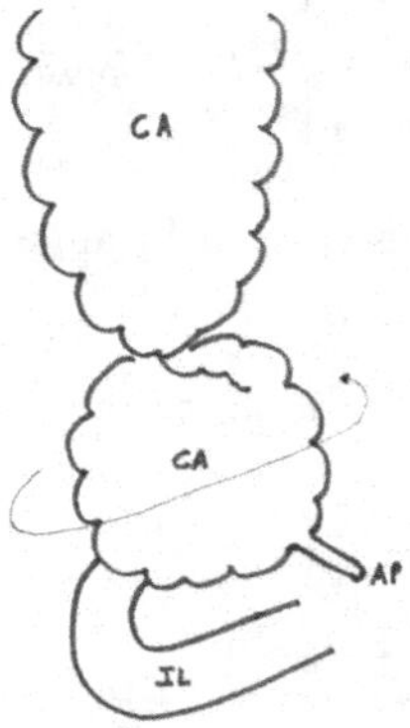

Volvulus cæcal
CA=caecum volvulé IL=iléon AP=appendice

Jusqu'à l'avènement de la radiographie, le diagnostic préopératoire reste très aléatoire.

La colonoscopie étant inefficace, la solution est toujours chirurgicale. La cœlioscopie permet de fixer le cæcum, pour autant que celui-ci soit en bon état, avec des résultats superposables à ceux de la chirurgie conventionnelle par laparotomie.

RÉFÉRENCES

von Rokitansky C., « Intestinal strangulation », *Arch Gen Med, n°* 14, 1837, p. 202.

Prolapsus rectal

Le prolapsus du rectum est l'extériorisation d'une partie ou de la totalité du rectum à travers l'anus. Il survient le plus souvent lors de la défécation mais peut devenir permanent. Privilège de l'âge, il affecte surtout la femme et est souvent la conséquence d'une constipation de longue date.

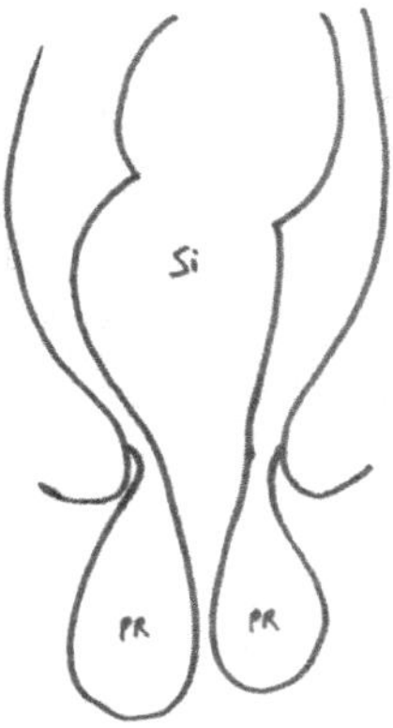

SI=sigmoïde PR prolapsus rectal

Au XIXe siècle, on en est toujours à l'application externe de remèdes aussi variés qu'inefficaces pour tenter de soulager l'inconfort des patients. Dans les dernières années du siècle, les chirurgiens proposent enfin des solutions qui vont se succéder à une cadence soutenue.

En 1887, au German Hospital de New York, Frederick Lange (1849-1927) est le premier à proposer une solution chirurgicale. Il rétrécit le rectum par une rectoraphie transversale postérieure. Après résection du coccyx, il fronce par suture la paroi postérieure du rectum, réalisant un pli qui fait saillie dans la lumière intestinale, mais ne touche pas au sphincter. L'intervention est modifiée en France la même année par Henri Duret (1849-1921), doyen de la faculté libre de Lille, sous le nom de rectopérinéoraphie postérieure. Il rétrécit l'anus et l'ampoule rectale en enlevant, sur la partie postérieure du rectum, un lambeau triangulaire dont la base comprend une partie du sphincter. Il réunit ensuite les bords par des sutures profondes et cicatricielles. Chacun possède sa technique et la France paraît plus féconde que le reste du monde. Peu après Duret, Charles Edouard Schwartz (1852-1925) préfère réséquer la paroi antérieure. Aristide Verneuil (1823-1895) fixe le rectum par voie postérieure. Après résection d'un lambeau cutané du périnée postérieur, pour mettre la face postérieure du rectum en évidence, il fixe celui-ci de chaque côté au pli fessier par de larges points dans la musculeuse et le sphincter. Les fils sortent à travers la peau, étagés le long de la plaie assurant la fermeture. Le célèbre chirurgien Édouard Chassaignac (1804-1879) tente sans grand succès d'employer l'audacieux écraseur qui avait déjà sinistre réputation dans le traitement du cancer rectal. Charles Jacob Marchal (1815-1875), professeur d'anatomie à l'hôpital militaire du Val-de-Grâce, se borne à ligaturer le manchon prolabé par un fil serré sur une canule introduite dans l'anus. Maurice Jeannel (1850-1918), doyen de la faculté de médecine de Toulouse, invente la colopexotomie. Il attire le côlon vers le haut par voie abdominale, le fixe à la paroi abdominale et termine par un anus iliaque transitoire.

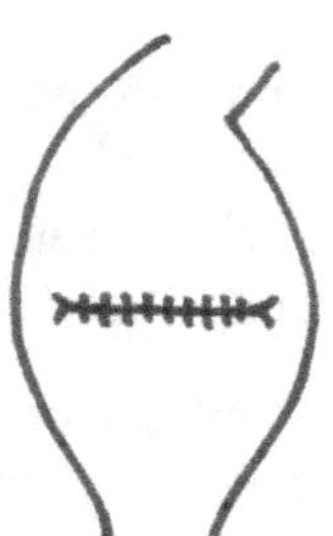

Lange 1887

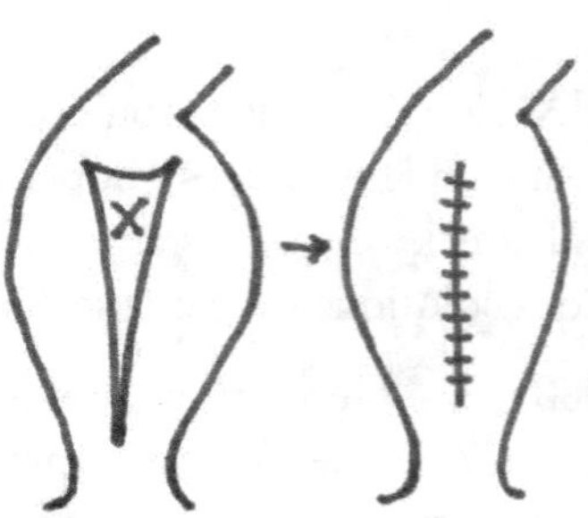

Duret 1887

En 1889 à Cracovie, Jan Mikulicz-Radecki (1850-1905) tente de corriger le prolapsus en enlevant complètement le rectum et le sigmoïde. Les échecs sont nombreux. Deux ans plus tard, Karl Thiersch (1822-1895), professeur de chirurgie à l'université de Leipzig, propose un cerclage de l'anus avec un fil d'argent sous anesthésie locale. Malheureusement, cela entraîne de très incommodantes impactions fécales.

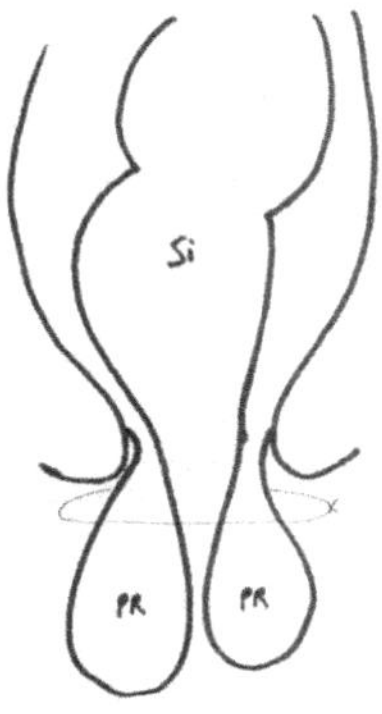

Cerclage du prolapsus selon Thiersch 1891

En 1900, Edmond Delorme (1847-1929), fondateur de la Société de médecine militaire française, conçoit et réalise une nouvelle intervention, la rectoplastie transanale périnéale. Elle comporte trois temps : la dissection circonférentielle complète du segment extériorisé, la plicature en accordéon de la couche musculaire suivie de la résection du manchon muqueux et, enfin, une suture termino-terminale. L'année suivante à Vienne, Anton von Eiselberg (1860-1939) rapporte deux observations où il associe la colopexotomie de Jeannel à une résection colique jugeant le côlon trop long.

C'est à John Percy Lockhart-Mummery (1875-1957), chirurgien au St Mark's, qu'on doit, en 1910, la publication dans le *Lancet* d'une nouvelle technique pleine d'avenir : la rectopexie par voie périnéale. Il place temporairement un filet de gaze entre le rectum et le sacrum pour provoquer un accolement postérieur et stabiliser le rectum. Les premiers résultats ne sont pas concluants.

En 1912, au Mt Sinaï Hospital de New York, Alexis Victor Moschowitz (1865-1933) constate la présence d'un bombement anormalement important de la paroi entre le rectum et le vagin dans tous les cas de prolapsus rectal et conclut, un peu hâtivement, que ce dernier est une simple hernie par glissement à travers un fascia déficient. Par voie abdominale, il suggère de corriger le relâchement musculaire. Les récidives sont fréquentes et la technique est abandonnée. À New York en 1924, Jerome Morley Lynch (1869-1951), ancien président de l'American Society of Colon and Rectal Surgeons, raccourcit les ligaments latéraux le long du vagin et fixe le rectum. En 1939 à la Mayo Clinic, John deJ Pemberton (1887-1967) suture le rectum, une fois remis en place, aux organes pelviens, chez six malades avec, selon lui, d'excellents résultats. En 1947 à Toronto, Roscoe R. Graham (1890-1948) évoque plutôt une hernie au départ du sigmoïde et propose de traiter comme telle : réduction et suture des releveurs pour éviter la récidive.

En cette même année 1947, à un congrès de l'American Surgical Association en Virginie, Thomas G. Orr (1884-1955), chirurgien à l'université du Kansas, présente un nouveau type d'intervention appelé à devenir la base des traitements ultérieurs. Elle consiste à repositionner le rectum prolabé dans l'enceinte pelvienne et d'éviter la récidive en fixant les parois latérales du rectum au sacrum à l'aide de bandelettes de fascia lata, aponévrose de la face externe de la cuisse. Dès 1953, à l'hôpital Saint-Antoine à Paris, Jean Loygue (1917-2009) mobilise complètement le rectum avant sa fixation et ajoute son nom à l'intervention d'Orr. Dès la fin des années 1980, l'opération d'Orr-Loygue est réalisée par cœlioscopie en améliorant nettement le confort post-opératoire du patient.

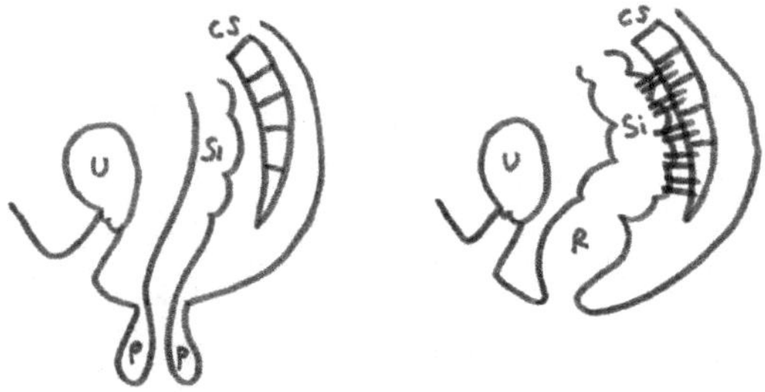

Prolapsus rectal Orr 1947-Loygue 1953
U=utérus SI=sigmoïde P=prolapsus CS=colonne sacrée R=rectum

En 1955, Howard M. Frykman (1917-1969), à l'université du Minnesota, associe la rectopexie à une résection sigmoïdienne pour éviter la constipation postopératoire. Les complications infectieuses dues à cette résection sigmoïdienne sont nombreuses et elle est réservée, en seconde intention, aux patients antérieurement constipés.

À l'université de Liverpool en 1959, Charles Wells (1915-1971) mobilise le rectum par voie abdominale en poussant la dissection de l'espace rétrorectal jusqu'à la marge anale. Il le fixe ensuite à la concavité sacrée par une prothèse synthétique en Ivalon (polyvinyl alcohol). Il a été démontré par la suite que l'efficacité était due au raidissement du rectum plutôt qu'à sa fixation. Les résultats anatomiques sont bons mais une nouvelle fois une constipation opiniâtre complique les suites opératoires. À New York en 1965, Charles Benjamin Ripstein (1913-2013) remplace les bandes de fascia lata de l'intervention de Orr par du téflon pour fixer le rectum au sacrum. La petite histoire veut qu'il opère près de trois cents patients avec un seul décès.

En 2004, en Belgique, à l'hôpital universitaire du Gasthuisberg à Louvain, André D'Hoore publie les résultats de la rectoplexie antérieure dont il est l'inventeur et qui réduit encore les risques d'incontinence et de constipation postopératoire en plaçant plutôt la bandelette de téflon en avant du rectum par voie laparoscopique sans ouvrir l'abdomen. En 2008 à Berlin, Ronny Scherer réduit le temps opératoire en proposant la résection de toute la paroi rectale avec une agrafeuse circulaire.

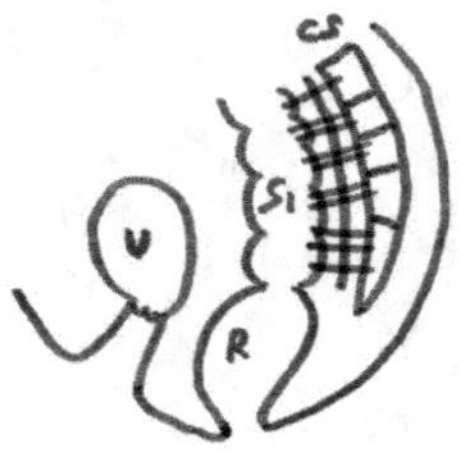

Wells 1959

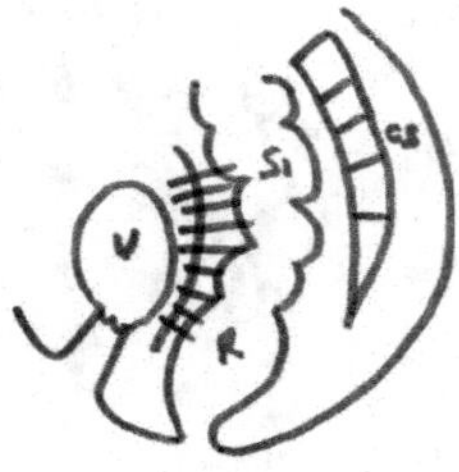

D'Hoore 2004

Au grand nombre d'interventions proposées pour corriger le prolapsus rectal, on mesure le désarroi des médecins qui y furent confrontés. Au cours des trente dernières années, de nombreuses études se sont ingéniées à comparer les mérites et les inconvénients des divers procédés proposés, mais leur hétérogénéité rend leur interprétation difficile. Si l'intervention de Ripstein reste fréquemment utilisée aux États-Unis, celle de Wells en Angleterre et celle de Orr-Loygue en France, la tendance actuelle milite en faveur de l'intervention de D'Hoore.

RÉFÉRENCES

Delorme E., « Sur le traitement des prolapsus du rectum totaux par excision de la muqueuse rectale », *Bull Mem Soc Chir Paris,* n° 26, 1900, p. 499.

D'Hoore A, Cadoni R, Penninckx F., « Long-term outcome of laparoscopic ventral rectopexy for total rectal prolapse », *Brit J Surg,* n° 91, 2004, p. 1500.

Frykman H. M., Goldberg S. M., « The surgical treatment of rectal procidentia », *Surg Gynecol Obstet,* n° 129, 1969, p. 1225.

Lockhart-Mummery J. P., « A New Operation for Prolapse of the Rectum », *Lancet,* n° 175, 1910, p. 641.

Loygue J., Cerbonnet G., « Traitement chirurgical du prolapsus total du rectum par rectopexie selon le procédé d'Orr », *Mem Acad Chir,* n° 83, 1957, p. 325.

Mikulicz J., « Zur operativen des prolapsus recti et coli invaginati », *Arch Klin Chir,* n° 38, 1889, p. 74.

Orr T. G., « A Suspension Operation for Rectal Prolapse of the Rectum », *Ann Surg,* n° 126, 1947, p. 833.

Ripstein C. B., « Treatment of Massive Rectal Prolapse », *Am J Surg,* n° 83, 1952, p. 68.

Wells C., « New Operation for Rectal Prolapse », *Proc R Soc Med,* n° 52, 1959, p. 602.

Wu J. S., « Rectal Prolapse : A Historical Perspective », *Current problems in surgery,* n° 46, 2009, p. 602.

La maladie de Hirschprung

Dans la maladie de Hirschprung, un segment de la partie terminale du côlon (sigmoïde ou rectum) est paralysé et n'assure plus la progression des matières fécales. L'intestin en amont de ce segment se dilate progressivement par rétention des selles (mégacôlon). L'affection se manifeste, le plus souvent dès la prime enfance, par de la constipation et des phénomènes obstructifs. Elle résulte d'une absence congénitale de plexus nerveux dans le segment responsable.

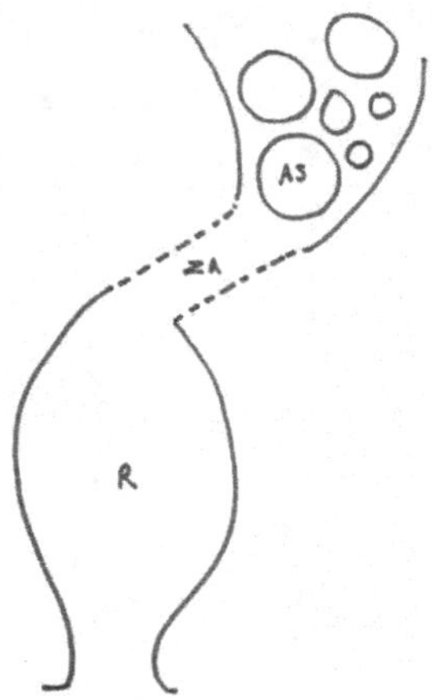

R=rectum ZA=zone dépourvue d'innervation AS= Accumulation de selles

Après une description princeps, en 1691, d'une observation probable de cette affection par Frederick Ruysch (1638-1731), médecin et anatomiste néerlandais, il faut un peu moins de deux cents ans pour qu'en 1886, Harald Hirschsprung (1830-1916), un chirurgien danois, expose à la Société Pédiatrique de Berlin deux cas de mégacôlon chez des nourrissons morts en obstruction et publie l'année suivante un article intitulé *Stuhlträgheit Neugeborener im Folge von Dilatation und Hypertrophie des Colons* (Constipation chez des nouveau-nés, due à une dilatation et hypertrophie du côlon). Seules les conséquences sont évoquées, la cause reste obscure.

Quinze ans ont passé. À Vienne, en 1901, K. Tittel décrit pour la première fois l'absence de cellules ganglionnaires intestinales chez des enfants souffrant de constipation chronique de causes diverses. À cette époque, devant une totale incompréhension des causes de l'affection, le traitement se résume à une colostomie destinée à évacuer les selles retenues dans le côlon. Après quelque temps, la continuité est restaurée après résection du segment jugé coupable.

La première résection rectale avec rétablissement de la continuité en un temps, sans colostomie, est réalisée chez un garçon d'un an par P. A. Baird à l'université d'Alabama à Birmingham en 1933.

En 1938, K. Robertson et J. W. Kernovan à la Mayo Clinic de Rochester, Minnesota, établissent la relation entre l'absence de plexus nerveux et l'occlusion. Six ans plus tard, Theodor Ehrenpreis, professeur de chirurgie pédiatrique au Karolinska University Hospital de Stockholm, est le premier à réaliser que la dilatation colique est secondaire à l'absence de ce plexus et non l'inverse.

En 1948, une étape décisive est franchie. À l'université Harvard, Massassuchets, un chirurgien d'origine suédoise, Orvar Swenson (1909-2012), et son collègue américain, Alexander H. Bill Jr, montrent que les lésions remontent dans l'intestin au départ du bas rectum. Ils préconisent donc une biopsie rectale profonde comme moyen de diagnostic et proposent un traitement chirurgical qui allait devenir la base des thérapeutiques ultérieures : après résection par voie abdominale du segment déficient, le côlon est suturé à l'anus sous couvert d'une colostomie refermée dans un second temps opératoire. Mais l'intervention chirurgicale préconisée par Swenson est longue, difficile et demande une grande compétence. Les complications fréquentes, dues principalement à la résection rectale, laissent un sentiment d'insatisfaction dans des mains moins expertes. Le principe du traitement est néanmoins acquis. Les modifications techniques apportées en 1963 par Franco Soave (1917-1984), professeur de chirurgie à l'université de Gènes, et, en 1964, par Scott J.

Boley, actuellement chirurgien au Montefiore Medical center à New York, en facilitent quelque peu la réalisation sans fondamentalement en modifier les résultats.

Une nouvelle étape est franchie à Paris en 1960. Bernard Duhamel (1917-1996), chef de service de chirurgie infantile au Centre Hospitalier de Saint-Denis, exclut le rectum mais sans l'enlever. Il relie le côlon sain au bas rectum ce qui préserve le système nerveux de la vessie et conserve le contrôle de la continence anale. De plus, il utilise une agrafeuse mécanique pour réaliser l'anastomose. Les complications de la résection rectale sont évitées au prix d'éventuels ténesmes ou d'impaction fécale. Cette technique est rapidement adoptée par de nombreux chirurgiens. En 1962, Lester W. Martin et W. A. Altemeier, à l'université de Cincinnati, proposent une modification. Ils laissent le rectum en place mais anastomosent le côlon juste en dessous de la zone aganglionnaire et non au-dessus du sphincter comme Duhamel.

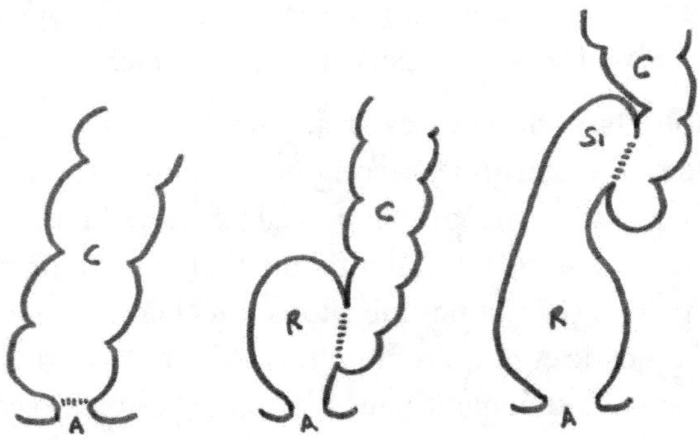

Swenson 1948 Duhamel 1960 Martin-Altenmeier 1962
A=anus C=côlon R=rectum SI=sigmoïde

Dans la majorité des cas, l'intervention de Swenson et ses modifications ultérieures restent de mise. La dernière amélioration, apportée par Benjamin Fremond, chef de service de chirurgie pédiatrique à l'université de Rennes, est la réalisation de l'intervention par voie exclusivement périnéale.

Pour les quelque quinze pour cent d'échecs opératoires, plusieurs solutions sont envisagées : les fibres alimentaires et les laxatifs, la colostomie définitive, les lavements évacuateurs quotidiens, les lavages par une sonde introduite dans l'appendice abouché à la paroi abdominale selon la technique décrite dans le *Lancet* en 1990 par Pat S. J. Malone, chirurgien au Southampton General Hospital.

Dans les rares cas de maladie de Hirschprung découverts à l'âge adulte, la voie laparoscopique est actuellement préférée aux interventions classiques. Jacques Baulieux, chef de service de chirurgie au CHU de Lyon a proposé une solution pour épargner davantage le sphincter. Les avantages sont nombreux et les résultats fonctionnels excellents. Laissons-lui la conclusion du chapitre : « Après une préparation drastique pour réduire la dilatation colique, le rectum et le côlon distendu sont disséqués, extériorisés par l'anus et réséqués en conservant dix centimètres de colon au-delà de la marge anale. Après une semaine qui permet la constitution d'adhérences entre le bas rectum dépouillé de sa muqueuse et la séreuse colique, le segment colique extériorisé est réséqué et suivi d'une anastomose colo-anale. »

RÉFÉRENCES

Boley S. J., « A new modification of the surgical treatment of Hirschsprung's disease », *Surgery,* n° 56, 1964, p. 1015.

Duhamel B., « A New Operation for the Treatment of Hirschsprung's Disease », *Arch Dis Child,* n° 35, 1960, p. 38.

Martin L. W., Altemeier W. A., « Clinical Experience with a New Operation (Modified Duhamel Procedure) for Hirschsprung's Disease », *Ann Surg,* n° 156, 1962, p. 678.

Tittle K., « Ueber eine angeborene Missbildung des Dickdarmes », *Wien Klin Wschr,* n° 14, 1901, p. 903.

Soave F., « A newsurgical technique for treatment of Hirschsprung's disease », *Surgery,* n° 56, 1954, p. 1007.

Swenson O., Neuhauser E. B., Pickett L. K., « New concepts of the etiology, diagnosis and treatment of congenital megacolon (Hirschsprung's disease) », *Pediatrics,* n° 56, 1949, p. 201.

L'encéphalopathie portocave

En cas de cirrhose, le foie ne détoxifie plus convenablement le sang et les toxines résorbées au niveau digestif peuvent provoquer des troubles de conscience pouvant aller jusqu'au coma. C'est l'encéphalopathie portocave.

En 1960, à l'université de Leeds, dans le service de John Cedric Goligher (1912-1998), Michael Atkinson est confronté à un patient cirrhotique qui présente de épisodes de coma hépatique à répétition après avoir subi une anastomose portocave pour traitement d'hématémèses récidivantes. Il réalise donc une colectomie subtotale en reliant l'iléon au rectum (iléorectostomie) pour réduire la résorption des toxines intestinales. L'intervention entraîne une régression complète de l'encéphalopathie.

RÉFÉRENCES

Atkinson M., Goligher J. C., « Recurent hepatic coma treated by colectomy and iléorectal anastomosis », *The Lancet,* n° 27, 1960, p. 461.

Chirurgie hépatique

1. Un peu d'anatomie pour débuter

Le foie est composé de deux lobes principaux, séparés par une scissure, et d'un plus petit, le lobe de Spiegel ou lobe caudé, situé entre les deux premiers. Le foie est irrigué par le tronc cœliaque, une artère très courte venant de l'aorte abdominale. Il produit la bile qui s'évacue par les canaux biliaires vers le cholédoque et le duodénum. Par la veine porte, il reçoit le sang venant du tube digestif, le débarrasse des nutriments et des toxines puis l'expulse par la veine sus-hépatique.

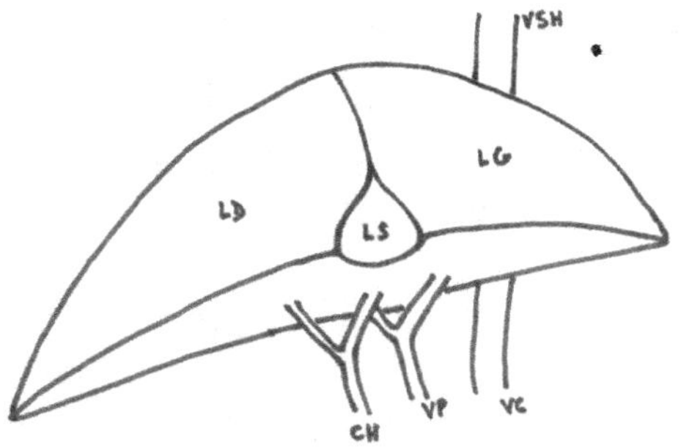

LD=lobe droit LS=lobe caudé de Spiegel LG=lobe gauche CH=cholédoque VP=veine porte VC=veine cave VSH=veine sushépatique

2. Et un peu de terminologie

Pédicule : partie allongée ou grêle d'un organe.

Hépatite fulminante : aggravation grave d'une hépatite par destruction massive des cellules hépatiques.

Hépatectomie : résection partielle ou totale du foie.

Adénome : tumeur.

Carcinome : tumeur maligne.

Hépatome : tumeur maligne du foie.

Hémangiome : tumeur vasculaire.

Hyperplasie nodulaire focale : tumeur hépatique d'origine hormonale.

Kyste hydatique : kyste parasitaire.

***

Si les prêtres babyloniens s'intéressent, il y a quatre à cinq mille ans, à l'anatomie du foie c'est parce qu'ils croient fermement que l'aspect extérieur des circonvolutions et des scissures leur permet de prévoir l'avenir.

À la fin du IVe siècle av. J.-C., Hippocrate (460-377) recommande déjà d'inciser au couteau et de drainer les abcès du foie. Il reste cependant fort discret quant au pronostic.

La première description exacte de la position, la forme et la taille du foie humain est due à Hérophile de Calcédoine (circa 330-circa 250), médecin et anatomiste grec de l'école d'Alexandrie. Cette époque est le seul moment de l'histoire antique où la dissection de cadavres humains est autorisée. À Rome, par analogie avec son expérience sur les animaux, puisque la dissection de corps humains y est toujours interdite, Claude Galien (129-216) affirme que le foie humain est formé de plusieurs lobes. En 1543, André Vésale soutient, lui, que le foie humain ne l'est pas. La généralisation des dissections au XVIIe siècle tranche : le foie est divisé en un lobe droit et un lobe gauche. Adriaan Van Der Spiegel (1578-1625), un médecin anatomiste bruxellois professant à Padoue, donne une description d'un lobe supplémentaire qu'il appelle Lobus exigus et auquel on donnera son nom. Francis Glisson (1597-1677), médecin et anatomiste anglais, professeur à Cambridge, laisse le sien à la capsule qui entoure le foie. Une fois l'anatomie externe connue, il reste à en percer la structure interne et le fonctionnement. Pour étudier les vaisseaux hépatiques, Jacob Benignus Winslow (1669-1750), un anatomiste d'origine danoise exerçant en France, injecte, en 1732, de l'air dans la veine porte. Il constate un gonflement des veines sus-hépatiques ce qui démontre la communication intrahépatique des deux structures.

Les premières résections d'une partie du foie sont anciennes et pratiquement toujours consécutives à des traumatismes dont les querelles et les guerres sont d'efficaces pourvoyeuses. Dans ces situations catastrophiques les chirurgiens n'ont pas le choix, l'intervention est impérative. La plus ancienne dont on ait connaissance remonte à 1688. Wilhelm Fabricius Hildanus (1560-1634), un célèbre chirurgien allemand, aurait procédé à l'ablation d'une petite partie de foie endommagé par un méchant coup d'épée. L'aventure est rapportée sans plus de détail par McPherson en 1846. Des histoires semblables sont nombreuses par la suite mais souvent anecdotiques et peu précises. En 1716, un certain Giovanni Berta aurait enlevé avec succès un morceau de foie prolabé à travers la plaie abdominale d'un aliéné qui s'était planté, la veille, un couteau dans le ventre. John Thomson (1765-1846), un chirurgien écossais renommé, présent à la bataille de Waterloo, y répertorie douze cas de traumatismes hépatiques et signale que certains patients ont même survécu à l'opération. En 1846, en Inde, McPherson excise un gros morceau de foie chez un Hindou blessé d'un coup de lance. En 1870, pendant la guerre franco-prussienne, Victor von Bruns (1812-1883), chirurgien à l'université de Tübingen, enlève un morceau de foie de la taille d'une noix qui sort d'une plaie par arme à feu. Le soldat, guéri, rejoint son régiment deux mois plus tard.

Dans toutes ces résections hépatiques, le chirurgien s'est trouvé contraint à intervenir.

Peu après 1800, l'expérimentation animale démontre les facultés régénératives du tissu hépatique et suggère qu'on peut enlever les trois quarts de l'organe sans mettre l'avenir du patient en péril. La porte s'entrouvre aux résections hépatiques programmées.

La première intervention hépatique volontairement programmée date de 1880. Lawson Tait (1845-1899), un gynécologue écossais de l'université d'Édimbourg, bien connu pour avoir introduit la salpyngectomie comme traitement de la grossesse ectopique, draine un volumineux kyste hydatique du foie en le suturant à la paroi abdominale. Le 15 janvier 1886, à l'hôpital civil de Trieste, en Italie, Antonio Lius enlève, en trois quarts d'heure, chez une femme de soixante-sept ans, une tumeur hépatique bénigne, pédiculée, de la taille de la tête d'un enfant d'un an et qui pend jusque dans le bas-ventre. Le simple examen de la cavité abdominale entraîne une importante hémorragie. Devant les difficultés pour la contrôler, Lius décide de laisser le large pédicule en place pour réduire les risques d'une dissection plus poussée. La suture de ce pédicule s'avère difficile car le tissu est friable. Grâce à l'écraseur inventé par Chassaignac et à une thermocoagulation du moignon, l'intervention peut être menée à bien mais, peu après, la tension chute, la patiente entre en état de choc et décède, exsangue, six heures plus tard. L'autopsie confirme que le décès est dû à une hémorragie au niveau de la suture du pédicule.

Un an après cet échec, Karl Langenbuch (1846-1901), chef de département de chirurgie au Lazarus Hospital de Berlin, réussit pour la première fois une résection hépatique programmée, chez une femme de trente ans qui souffre d'inconfort abdominal depuis la naissance de son premier enfant, huit ans auparavant. À l'ouverture de la cavité abdominale, il en découvre la cause : une tumeur pédiculée de 370 grammes, appendue au lobe gauche. Après avoir suturé soigneusement le pédicule par plusieurs points, il le sectionne et retire la tumeur. Le contrôle d'une hémorragie nécessite une nouvelle intervention le soir même. Après une longue convalescence, la patiente vivra encore de nombreuses années. L'histologie ne précise pas clairement la nature de cette tumeur : adénome ou hyperplasie nodulaire focale ?

En 1887, Otto Burckhardt (1868-1956), qui deviendra professeur de gynécologie, réussit à contrôler une hémorragie interne secondaire à un traumatisme du foie en réalisant un bourrage de la cavité abdominale par de volumineuses compresses. Le pronostic reste néanmoins mauvais puisque, quatorze ans plus tard, Louis Félix Terrier (1837-1908), professeur à l'Hôpital de la Pitié, et Maurice Auvray (1868-

1945), futur président de l'Académie de chirurgie, rapportent encore une mortalité avoisinant 30 % dans une série de cinquante-six cas de traumatismes du foie traités par suture, bourrage et parfois résection.

Les connaissances anatomiques du foie progressent. En 1888, en Allemagne, H. Rex utilise une technique d'injection-corrosion pour établir une cartographie précise des branches de division des canaux biliaires.

En 1890, les États-Unis d'Amérique entrent en scène. Au John Hopkins Hospital de Baltimore, Louis Mc Lane Tiffany (1844-1916), professeur de chirurgie à l'université du Maryland et premier président de l'American Surgical Association, réussit la première résection d'une tumeur hépatique pédiculée sur le sol américain.

En 1891, un chirurgien allemand, T. Lucke, réalise la première résection du lobe hépatique droit pour une tumeur maligne, un carcinome, mais le patient ne survit pas à l'intervention.

En 1895, à l'hôpital S. Giacomo de Rome, Raffaele Bastianelli (1863-1961) rapporte la première observation d'une résection d'une tumeur vasculaire, un hémangiome, chez un patient de cinquante-sept ans.

Trois ans plus tard, un médecin anatomiste écossais, Sir James Cantlie (1851-1926) publie le résultat de ses recherches sur l'anatomie fonctionnelle du foie. Ce regard nouveau va révolutionner la chirurgie hépatique. La connaissance de la segmentation du foie et des rapports autant vasculaires que biliaires avec les divers segments apporte au chirurgien l'explication des échecs précédents et définit les critères à respecter impérativement à l'avenir lors des résections. Le respect de ces impératifs permet à William Williams Keen Jr (1837-1932), qui deviendra plus tard le premier neurochirurgien américain, de pratiquer une résection d'un segment du lobe gauche à Philadelphie en 1899. Il s'agit d'une première mais la description peu précise laisse faussement croire qu'il s'agit d'une résection complète du lobe gauche. Aussi, c'est Ronald W. Raven, chirurgien au Gordon Hospital de Londres, qui est honoré de la première description correcte d'une résection segmentaire au niveau du lobe gauche en 1948, près de cinquante ans plus tard. Après ligature des branches gauches des canaux biliaires, de l'artère et de la veine porte, la veine hépatique gauche est alors isolée et ligaturée avant la résection du parenchyme hépatique.

En 1907, à l'université de Bonn, Carl Alois Philipp Garrè (1857-1928) publie six cas de résection hépatique cunéiforme sans mortalité : quatre pour kystes parasitaires et deux pour cancer de la vésicule biliaire ayant envahi le foie.

L'année suivante, dans un rapport resté célèbre, un chirurgien australien diplômé de l'université d'Édimbourg travaillant à Glasgow, James Hogarth Pringle (1863-1941), préconise, pour éviter les saignements, de comprimer le ligament reliant le foie au duodénum, entre le pouce et un autre doigt. Le but est d'interrompre le flux sanguin dans l'artère hépatique et dans la veine porte pendant l'intervention. Bien que cette manœuvre s'avère efficace en laboratoire sur des lapins, chez l'homme c'est différent, ses quatre opérés décèdent. L'idée est pourtant retenue et, une fois son efficacité reconnue, la manœuvre portera son nom. L'année suivante, à l'université de Vienne, Hans von Haberer (1875-1958), démontre l'intérêt sinon la nécessité de lier l'artère hépatique gauche avant d'enlever le lobe correspondant si l'on espère contrôler le saignement pendant l'intervention.

En 1911, à la clinique de Magdeburg, Walther Wendell (1872-1941) réussit là où Lucke avait échoué. Il procède à une hépatectomie du lobe droit pour une tumeur maligne, un hépatocarcinome. Après la ligature de l'artère hépatique droite et du canal biliaire droit, il enlève la totalité du lobe droit. Cette fois, le patient survit à l'intervention. Il ne décède que neuf ans plus tard.

Presque trente ans se sont écoulés sans avancée évidente, lorsqu'en 1940, à Padoue, le professeur Vittorio Pettinari (1901-1967) rapporte la première résection totale du lobe gauche menée à bien chez une femme de 35 ans atteinte d'un cancer du foie. Elle est encore en vie 18 mois après l'intervention.

La même année, à la Lahey Clinic de la Tufts University de Burlington, Massachusetts, Richard B. Catell (1900-1964) résèque avec succès une métastase hépatique provenant d'un cancer rectal opéré auparavant. C'est encore une première.

La cartographie des différents segments hépatiques se perfectionne en 1948. Elle est due à Carl-Herman Hjortsjö (1914-1978), un anatomiste suédois de l'université de Lund. Il confirme la division du foie en deux parties, droite et gauche, séparées par la scissure décrite par Cantlie. Le lobe droit est de plus divisé en trois par deux scissures et le lobe gauche en deux par la scissure ombilicale.

En 1952, quelque trente-deux ans après l'allemand Wendel, Jean-Louis Lortat-Jacob (1908-1992), professeur à la Faculté de médecine de Paris et Henry G. Robert (1918-1981), un chirurgien gynécologue français, réussissent la première hépatectomie droite pour cancer après avoir ligaturé le pédicule vasculaire correspondant et la veine sus-hépatique droite. Ce mode opératoire marque un nouveau tournant décisif dans l'histoire de la chirurgie hépatique.

En 1953, un pionnier de la chirurgie hépatique en Amérique, Julian K. Quattlebaum, publie les résultats de trois hépatectomies pour lesquelles il innove en disséquant le foie avec le manche du bistouri pour minimiser les saignements.

Un an après, un chirurgien anatomiste français, professeur au Collège de médecine des hôpitaux de Paris, Claude Couinaud (1922-2008), redéfinit l'anatomie du foie en fonction des impératifs chirurgicaux. Il divise les lobes en segments, quatre pour le droit et trois pour l'autre, chaque segment possédant un canal biliaire et une branche de l'artère et de la veine hépatique. Ces travaux sont à la base de la chirurgie hépatobiliaire qui devient plus aisément accessible dans la deuxième moitié du XXe siècle. Le principe de la chirurgie hépatique dite réglée s'applique dès lors à toute résection hépatique quelle qu'en soit la localisation. Il convient de respecter scrupuleusement la segmentation hépatique pour ne pas laisser en place de parenchyme hépatique dépourvu de vascularisation. Le risque hémorragique et celui de fistule biliaire postopératoire s'en trouvent nettement diminués.

Quatre ans après la publication de Couinaud, à l'hôpital universitaire de Taipei dans l'île de Taïwan, Tien-Yu Lin, fréquemment confronté avec des hépatomes, contribue à populariser la dissection du parenchyme hépatique au moyen du doigt, une technique qui avait déjà été suggérée en 1903 par Alfred Wilhelm Anschütz (1870-1954), un assistant de Johan von Mikulicz. Après interruption du flux sanguin, le parenchyme hépatique est détruit entre le pouce et un autre doigt isolant les vaisseaux et les canaux biliaires qui sont ligaturés et sectionnés. Cette opération sera facilitée par l'utilisation d'un clamp inventé par Howard Atwood Kelly (1858-1943), un des fondateurs du John Hopkins Hospital.

Dans les années 1960, on parvient à emporter jusqu'à quatre segments de foie grâce aux progrès de la réanimation, à la meilleure connaissance de la physiologie hépatique et au meilleur contrôle hémodynamique pendant l'intervention.

De nombreux perfectionnements se succèdent. Quatre grandes équipes mondiales y contribuent largement : celle de Thomas Earl Starzl (1926-2017) aux États-Unis, celle de Georges Marchal, à Montpellier, celle d'Henri Bismuth, à l'hôpital Paul Brousse à Villejuif, et celle de Ton That Tung (1912-1982) à l'université de Hanoï au Vietnam. Toutes quatre se distinguent dans le domaine des transplantations hépatiques.

En 1962, à l'université du Colorado à Denver, après une mise au point scrupuleuse de la technique chez le chien, Thomas Earl Starzl (1926-2017), bénéficiant des premiers développements du traitement antirejet, transplante trois malades et publie ses résultats l'année suivante. Le premier malade décède pendant l'intervention, les deux autres meurent, après sept et vingt et un jours, d'embolie pulmonaire. La faisabilité de l'acte chirurgical est néanmoins démontrée. Il faudra à Starzl quatre années supplémentaires pour réussir l'intervention et éviter le rejet de la greffe par l'organisme du receveur.

Une fois l'acte chirurgical parfaitement maîtrisé, l'ingéniosité des opérateurs doit faire face à une demande continuellement croissante. Bientôt, on greffe un adulte et un enfant avec le même greffon. En

1987, Henri Bismuth publie les résultats d'une greffe temporaire en cas d'hépatite fulminante. En 1989, à l'université brésilienne de São Paulo, S. Raïa prélève le premier greffon hépatique partiel sur un donneur vivant pour le greffer à un enfant. Le succès n'est pas au rendez-vous mais R. W. Strong réussit l'année suivante au Princess Alexandra Hospital de Brisbane en Australie. En 1993, Thomas Starzl et son équipe greffent un foie de babouin chez un patient de trente-cinq ans, porteur d'une hépatite chronique B et du VIH. Le patient survit septante jours et décède d'une hémorragie cérébrale causée par une infection mycotique à aspergillus. À l'autopsie le foie ne montrait pas de signe de rejet. En 2011, à l'hôpital Saint-Antoine à Paris, à l'initiative d'Olivier Soubrane, deux patients adultes bénéficient pour la première fois du même greffon partagé en deux.

La technologie n'est pas en reste. En 1984, à la Mount Sinai School of Medicine de l'université de New York, W. John B. Hodgson décrit une nouvelle technique de dissection utilisant les ultrasons couplés à l'aspiration sélective des fragments détachés. Le procédé permet une dissection très fine, respectant les vaisseaux et, par là, assurant le contrôle de l'hémostase. Plusieurs nouveaux appareils arrivent sur le marché pour aider le chirurgien : le Cavitron Ultrasonic Surgical Aspirator (CUSA, Tyco Healthcare, Mansfield, MA, USA), le Harmonic Scalpel (Ethicon Endo-Surgery, Cincinnati, OH, USA) et le Dissecting Sealer (TissueLink, Dover, NH). Couplé aux ultrasons, l'Hydrojet (Erbe, Tubingen) utilise un jet d'eau pour la dissection.

RÉFÉRENCES

Anschutz W., « Uber die resektion der leber », *Samt K Vort,* 1903, p. 356.

Bastanelli R., *Polyclinico (Sezione Chirurgica)* 1895, p. 2.

Bismuth H., Samuel D., Gugenheim J., Casdtaing D., Bernau J., Rueff B., Benhamou J. P., « Emergency liver transplantation for fulminant hepatitis », *Ann Intern Med,* n° 107, 1987, p. 337.

Burckhardt H., « Beitrag zur Behandlung der Leberverletzungen », *Zentralbl Chir,* n° 14, 1887, p. 88.

Cantlie J., « On a new arrangement of the right and left lobes of the liver », *J. Anat Physiol London,* n° 32, 1898, p. 4.

Cattle R. B., *Lahey Clinic Bull,* n° 2, 1940, p. 7.

Couinaud C., « Le foie. Bases anatomiques des hépatectomies gauches et droites réglées, techniques qui en découlent », *J. Chir. Paris,* n° 70, 1954, p. 933.

Hjortsjö C.-H., « The topography of the intrahepatic duct systems », *Acta Anat,* n° 11, 1951, p. 599.

Hodgson W. J, Delguercio L. R., « Preliminary experience in liver surgery using the ultrasonic scalpel », *Surgery,* n° 5, 1984, p. 230.

Keen W. W., « On resection of the liver, especially for hepatic tumors », *Boston Med Surg J,* n° 126, 1892, p. 405.

Langenbuch C., « Ein Fall von Resektion eines linksseitigen schnürlappens der lieber », *Ber Klein Wochenschr,* n° 25, 1888, p. 37.

Lin T. Y., « Study on lobectomy of the liver, a new technical suggestion of hemihepatectomy and reports of three cases of primary hepatomas treated with total left lobectomy of the liver », *J Formosa Med Assoc,* n° 57, 1958, p. 742.

Lius A., « Di un adenoma del fegat », *Gazetta delle Cliniche,* 1886, p. 15.

Lortat-Jacob L., Robert H. G., « Hépatectomie droite réglée », *Presse Med,* n° 60, 1952, p. 549.

Lucke H., Entfernung des linken krebsigen Leberlappans », *Zentralbl Chir,* n° 18, 1891, p. 115.

Marchal G., Solassol C., Balmes M., Bousquet M., Michel H., Pantel M. T., « Homotransplantation hétérotopique du foie chez le chien », *Montpellier Chir,* 1966, p. 12.

Pringle, J. H., « Notes on the Arrest of Hepatic Hemorrhage Due to Trauma », *Annals of Surgery,* n° 4, 1908, p. 541.

Raia S., Nery J. R., Miess S., « Liver transplantation from live donors », *Lancet,* n° 2, 1989, p. 497.

Raven R. W., Partial hepatectomy, *Br J Surg,* n° 36, 1948, p.397.

Rex H., « Beitrage zur Morphologie des Saugerleber », *Morphol Jahrb,* n° 14, 1888, p. 517.

Srarzl T. E., Kaupp H. A., Brock D. R., Linman J. W., « Studies on the Rejection of the Tranplanted Homologous Dog Liver », *Surg Gynec Obstet,* n° 112, 1961, p. 135.

Starzl T. E., Marchioro T. L., Von Kaula K. N., Hermann G., Brittain R. S., Waddell W. R., « Homotransplantation of the Liver in Humans », *Surg Gynecol Obstet,* n° 117, 1963, p. 659.

Starzl T. E., Fung J., Tzakis A., Todo S., Demetris A. J., Marino I. R., Doyle H., Zeevy A., Warty V., Michaels M., Kusne S., Duderd W. A., Trucco M., « Baboon-to-human liver transplantation », *Lancet,* n° 341, 1993, p. 65.

Strong R. W., Lynch S. V., Ong T. H., Matsunami H., Kojdo Y, Balderso G. A., « Successful liver transplantation from a living donor to her son », *N Engl J Med,* n° 322, 1990, p. 1505.

Tait L., « Case of hydatids of the liver, treated by abdominal section and drainage », *Brit Med J,* n° 2, 1880, p. 975.

Terrier L. F. et Auvray M., *Chirurgie du foie et des voies biliaires*, Paris, Félix Alcan, 1901.

Tiffany L. M., « Surgery of the liver », *Boston Med Surg J,* n° 23, 1890, p. 557.

Chirurgie de la vésicule biliaire

1. Un peu d'anatomie pour débuter

La bile produite par le foie est excrétée et véhiculée par les canaux biliaires vers la vésicule où elle est stockée pour être ultérieurement expulsée par le cholédoque dans le duodénum lors du passage du bol alimentaire.

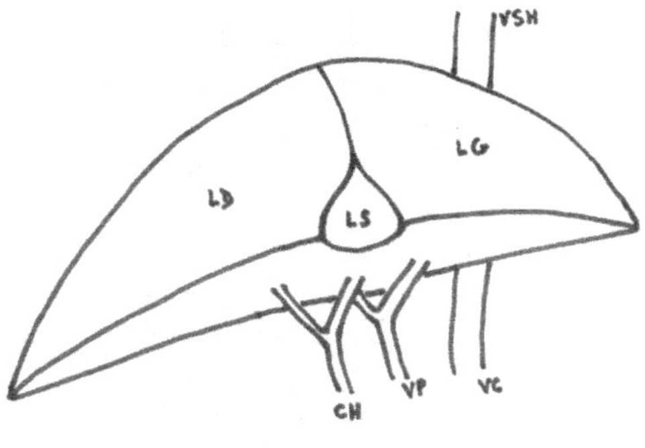

LD=lobe droit LS=lobe caudé de Spiegel LG=lobe gauche CH=cholédoque VP=veine porte VC=veine cave VSH=veine sushépatique

2. Et un peu de terminologie

Cholécystectomie : ablation de la vésicule biliaire.

Cholécystographie : visualisation radiologique de la vésicule biliaire après opacification par produit de contraste.

***

L'examen de certaines sépultures antiques et les radiographies de momies égyptiennes confirment l'existence de calculs vésiculaires depuis la plus haute antiquité. La première publication qui en fait état est attribuée à Alexandre de Tralles (525-605), un médecin et anatomiste grec de Byzance.

En 1586, Marcello Donato (1538-1602), médecin personnel du duc de Mantoue, publie la première description sérieuse et précise des calculs vésiculaires dans un texte intitulé *De medica historia mirabili.*

On rapporte qu'en 1667, à Leyde, un certain Teckov démontre que l'ablation de la vésicule biliaire ne cause aucun préjudice chez le chien. Si l'histoire est vraie, le message, nous allons nous en rendre compte, ne passe cependant pas immédiatement à la postérité.

La première intervention chirurgicale pour calculs vésiculaires a lieu à Berne en 1618. Elle est attribuée à celui qui est considéré comme le père de la chirurgie allemande, Guilelmus Fabricius Hildanus (1560-1634). Après ouverture de la cavité abdominale, la vésicule est incisée, vidée de ses calculs mais laissée en place. C'est la première cholécystotomie de l'histoire.

En 1867, en Indiana, John Bopps fait de même, pour la première fois en Amérique, chez une femme anesthésiée au chloroforme. La patiente survit pendant quarante-cinq ans et atteste de la pertinence de l'intervention devant l'American Medical Association !

On attribue à Carl Langenbuch (1846-1901), un autre pionnier de la chirurgie allemande, la réalisation de la première ablation de la vésicule, la cholécystectomie. L'opération a lieu au Lazarus Krankenhaus de Berlin en 1882. Le patient, âgé de quarante-trois ans, qui souffre, plusieurs fois par an, de crises abdominales douloureuses, est hospitalisé pour exacerbation des douleurs et l'apparition de vomissements. La vésicule est palpable à travers l'abdomen et des pierres (!) sont trouvées dans les selles. À l'intervention, la vésicule dilatée est, cette fois, enlevée. Elle contient deux grosses concrétions de cholestérol. Après une courte convalescence, le patient est débarrassé de ses plaintes.

Les modalités opératoires ne varient pas ou peu pendant une centaine d'années mais les techniques d'investigation modifient l'approche diagnostique et les options thérapeutiques.

La radiologie ayant fait son apparition, la première opacification de la vésicule, la cholécystographie, est l'œuvre de Hans Burckhardt et Walther A. Müller en 1921 à l'université allemande de Marburg. Ils injectent un produit iodé radio-opaque, le lipiodol, dans la vésicule au cours de l'intervention chirurgicale d'une patiente atteinte de jaunisse. En 1924, Evrarts Ambrose Graham (1883-1957), célèbre chirurgien thoracique de l'université de Washington, et Warren Henri Cole découvrent un autre produit de contraste, la tétrabromphénolphtatéïne, dont l'ingestion permet l'opacification de la vésicule et permet un diagnostic précis avant toute décision thérapeutique. En 1951, l'acide iopanoïque, une autre substance de contraste, commercialisée sous le nom de Télépaque, se révèle bien plus performante encore. Les résultats sont publiés l'année suivante dans un rapport préliminaire du radiologue de l'université de Minneapolis, E. Frank Everett.

En 1985, au Kreiskankenhaus de Böblingen, Erich Mühe réalise et publie en allemand, un peu discrètement, la description de la première cholécystectomie par voie laparoscopique. Il est rapidement suivi, en 1987, par Philippe Mouret (1938-2008), chirurgien libéral de la clinique de la sauvegarde à Lyon et grand promoteur de la chirurgie abdominale laparoscopique. Chacun d'eux revendique âprement la paternité de l'intervention.

L'ère des robots permet une nouvelle approche de la cholécystectomie. En 2001, Jacques Marescaux utilise un robot ZEUS pour pratiquer, avec succès, depuis New York, une cholécystectomie chez une patiente hospitalisée dans un service des hôpitaux universitaires de Strasbourg. C'est la première cholécystectomie longue distance.

Le challenge de la Natural Orifice Transluminal Endoscopic Surgery (NOTES) est de définir une voie d'accès à la cavité péritonéale qui utilise les orifices naturels. En 2005, dès que les procédures d'interventions abdominales transluminales sont validées, l'équipe de

Jacques Marescaux, à l'hôpital universitaire de Strasbourg, réalise la première cholécystectomie par voie transvaginale pour une patiente présentant une lithiase vésiculaire non compliquée, sans lithiase du cholédoque et n'ayant subi aucune intervention abdominale antérieure susceptible d'engendrer des adhérences post-opératoires. L'intervention est pratiquée au moyen d'un endoscope flexible à double voie introduit par voie vaginale dans l'abdomen à travers le cul-de-sac de Douglas. La suite aurait dû être assez semblable à la procédure employée en laparoscopie mais la mise en place des clips sur le pédicule cystique s'avère difficile. Pour ce faire, on décide alors de compléter l'intervention par une mini-laparoscopie. La vésicule est retirée par le vagin.

Fort de cette expérience, une autre approche est alors envisagée : la cholécystectomie à travers l'estomac. Sous couvert d'une mini-laparoscopie qui permet de contrôler la bonne marche de l'intervention, un gastroscope est introduit dans l'estomac. Une ouverture est pratiquée sur la face antérieure de l'antre et dilatée à l'aide d'un ballonnet. La suite est pareille à celle de la voie transvaginale sauf que la vésicule est retirée par l'estomac.

RÉFÉRENCES

Langenbuch C., « Ein Fall von Exstirpation der Gallenblase wegen chronischer Cholelithiasis », *Berliner Klinische Wochenschrift*, n° 19, 1882, p. 725.

Burckhardt H., Müller W., « Veruscheüber die Paunction der Gallenblase und ihre Röntgendarstellung », *Dtsch Chir*, n° 162, 1921, p. 168.

Graham E. A., Cole W. H., « Roengenologic examination of the gallbladder », *JAMA*, n° 82, 1924, p. 613.

Everett E. F., Rigler L. G., « Cholecystography with Telepaque. A Preliminary Report », *Radiology*, n° 58, 1952, p. 524.

Mühe, E., « Die erste Cholecystektomie durch das Laparoskop », *Langenbercks Arch. Chir*, n° 369, 1986, p. 804.

Mouret, P., « How I developed laparoscopic cholecystectomy », *Ann Acad Med Singapore*, n° 25, 1996, p. 744.

Marescaux J., Dallemagne B., Peretta S., *et al.*, « Surgery without scars: report of transluminal cholecystectomy in a human being », *Arch Surg*, n° 142, 2007, p. 823.

Litynsky, G., « Laparoscopy - The Early Attempts: Spotlighting Georg Kelling and Hans Christian Jacobaeus », *Journal of the Society of Laparo-endoscopic Surgeons*, n° 1, 1997, p. 83.

Marescaux J., Leroy J., Rubino F., Vix M., Simone M., Mutter D., « Transcontinental Robot Assisted Remote Telesurgery: Feasibility and Potential Applications », *Annals of Surgery*, n° 235, 2002, p. 487.

Rattner D., Kalloo A., « ASGE/SAGES Working Group on Natural Orifice Translumenal Endoscopic Surgery, october 2005 », *Surg Endosc*, n° 20, 2006, p. 329.

Chirurgie du cholédoque

1. Un peu d'anatomie pour débuter

La bile déversée par le foie dans les canaux biliaires parvient dans le cholédoque et est stockée dans la vésicule pour être déversée dans le duodénum lors du passage des aliments. La vésicule est reliée au cholédoque par le canal cystique. L'abouchement du cholédoque dans le duodénum se fait à travers une papille qui porte le nom de son découvreur, Abraham Vater (1684-1751), et dont la continence est assurée par un sphincter musculaire.

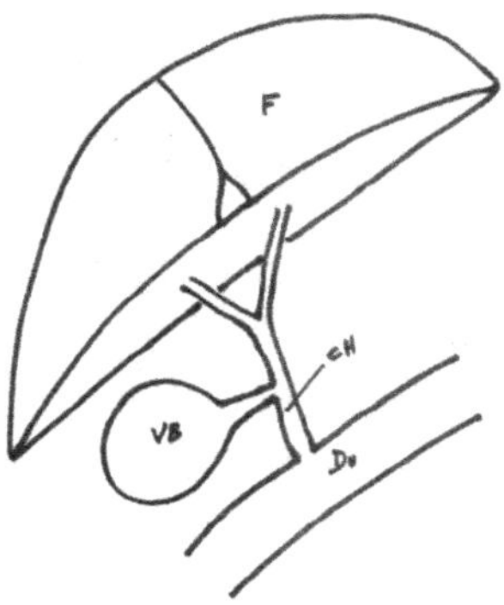

F=foie VB=vésicule biliaire CH=cholédoque DU=duodénum

2. Et un peu de terminologie

Cholécystographie : radiographie de la vésicule après opacification

Cholangiographie : radiographie du cholédoque après opacification

Cholangiopancréatographie : radiographie du cholédoque et du pancréas après opacification

Fistule : abouchement pathologique d'un organe creux à un autre ou à la peau

Cannulation : introduction d'un cathéter (fin tuyau) dans un orifice ou un canal

Drainage nasobiliaire : drainage de la bile à travers un cathéter introduit dans le cholédoque au moyen d'un duodénoscope.

Stent : prothèse tubulaire destinée à élargir ou à maintenir élargie une structure rétrécie

***

Les étapes successives dans l'opacification radiologique des voies biliaires, et en particulier du cholédoque, sont évidemment des étapes fondamentales de l'évolution de la chirurgie dans ce domaine. Il est donc important de les résumer.

À New York en 1918, Adolf Reich réussit les premiers clichés radiographiques de l'arbre biliaire après avoir injecté une pâte bismuthée de consistance visqueuse dans une fistule biliaire à la peau. L'objectif est d'en préciser le trajet avant d'intervenir mais, l'état de la patiente s'étant spontanément amélioré, Reich renonce à tout acte chirurgical.

En 1920, à l'université de Marburg en Allemagne, le professeur Hans Burckhardt et Walther A. Müller introduisent une aiguille dans la vésicule, à travers la peau et le foie, pour injecter un produit de contraste et opacifier l'arbre biliaire tout entier. Outre l'exploration de l'arbre biliaire, leur espoir était de pouvoir injecter ultérieurement une substance propre à dissoudre les calculs.

Pablo L. Mirizzi (1892–1964), un chirurgien argentin de l'université de Cordoba, présente, au congrès argentin de Chirurgie de 1931, les premiers résultats de l'opacification radiologique du cholédoque par injection directe de lipiodol pendant l'intervention, technique qu'il utilisait déjà depuis deux ans. Il conclut que le risque est mineur comparé à l'intérêt de préciser les lésions avant de décider de l'attitude thérapeutique à adopter.

En 1937, en Indochine, un médecin français, Pierre Alphonse Huard (1901-1983), et le médecin indochinois Do-Xuan-Hop (1906-1985), qui deviendra célèbre après l'indépendance à l'université de Hanoï, réalisent la première opacification des voies biliaires à travers le foie, la cholangiographie transhépatique. Comme Burckhardt et Müeller, ils introduisent une aiguille dans le foie jusqu'à pénétrer dans un canal hépatique de calibre suffisant pour injecter le lipiodol. L'examen leur permet tout au plus de mettre en évidence quelques rétrécissements. Malgré le risque d'hémorragie et de fuite de bile dans le péritoine, cette technique a de nombreux partisans. Elle laisse néanmoins progressivement la place à des procédés moins agressifs.

En 1942, Wai Y. Lee profite d'une laparoscopie abdominale à visée diagnostique pour injecter le produit de contraste directement dans la vésicule.

En 1953, le laboratoire Schering commercialise la Biligraphine. Injecté par voie veineuse, ce nouveau produit de contraste iodé hydrosoluble stimule la sécrétion biliaire et, selon Walter Frommhold, un radiologue berlinois, augmente la concentration dans les voies biliaires. C'est de cette époque que date la première cholécystocholangiographie par voie intraveineuse.

En 1960, pour réaliser la cholangiographie transhépatique, Jean-Baptiste Prioton propose d'introduire l'aiguille de ponction dans le foie par voie dorsale pour rester en dehors du péritoine et rendre les éventuelles fuites biliaires moins dangereuses. Deux ans plus tard, au Royal Free Hospital de Londres, Stanley Shaldon (1931-2013) remplace l'aiguille par un cathéter souple en polyéthylène pour éviter les lésions du tissu hépatique.

En 1965, avant qu'on ne dispose de gastroscopes flexibles, Keith R. Rabinov (1928-1995) et Morris Simon (1926-2005), au service de radiologie du Beth Israël Hospital de Boston, imaginent et construisent un instrument qui, introduit par la bouche, leur permet, sous contrôle radiographique, d'introduire une canule dans l'orifice de la papille de Vater. Cet instrument consiste en un tube de plastique, flexible, de 130 centimètres de long, armé d'un ressort hélicoïdal et pourvu d'un cathéter interne de même longueur, terminé par une canule émoussée. L'opération réussit deux fois sur huit essais.

Peu après la commercialisation des endoscopes flexibles, William S. McCune (1909-1998) et ses collègues chirurgiens du département de chirurgie de l'université Georges Washington procèdent, en 1968, à la première canulation et opacification de l'arbre biliaire à travers la papille de Vater grâce à un nouveau duodénoscope fabriqué par Eder Instrument Company de Chicago.

En 1970, à la Women's Medical University de Tokyo, Itaru Oi réalise la première opacification des voies biliaires et pancréatiques, la cholangiopancréatographie, avec un duodénoscope à visée latérale, construit par Machida Endoscope Co. Ltd. Tokyo, Japan, très semblable à ceux qui sont encore en usage aujourd'hui.

La première section endoscopique du sphincter cholédocien pour permettre l'évacuation de la bile et de calculs éventuels, la sphinctérotomie endoscopique, est l'œuvre du professeur Ludwig Demling, à la clinique universitaire d'Erlangen, en 1974, mais des progrès considérables seront nécessaires avant de traiter couramment la lithiase cholédocienne résiduelle, l'angiocholite ou la pancréatite aiguë sévère.

Alors que la règle a toujours été de pratiquer une cholangiographie peropératoire lors des cholécystectomies chirurgicales, une fois la cholécystectomie laparoscopique adoptée en 1985, on repense la chirurgie des voies biliaires. En 1990, Edward H. Phillips et ses collaborateurs au Cedars-Sinaï Medical Center de Los Angeles confirment l'utilité de s'assurer de l'éventuelle présence de lithiases cholédociennes lors de la cholécystectomie endoscopique. Ils proposent alors deux options thérapeutiques réalisables dans le même temps, soit l'extraction du ou des calculs par le canal cystique, soit en ouvrant le cholédoque.

Avec les nouvelles techniques radiologiques que sont le cholangioscanner et la cholangio-RMN, les diagnostics se font de plus en plus précis et, avec le développement de l'endoscopie opératoire, la chirurgie biliaire se partage progressivement entre chirurgiens et endoscopistes. Alors que la cholécystographie orale a depuis longtemps fait place à l'échographie, la cholangiographie rétrograde par voie endoscopique remplace la cholangiographie intraveineuse et ouvre la porte à la sphinctérotomie, le drainage nasobiliaire externe et le placement de stents pour le drainage interne.

RÉFÉRENCES

Burkhardt H., Müller W., « Versuche über die Punktion der Gallenblase und ihre Rontgendarstellung », *Deutscher Zeitschrift fur Chirurgie,* n° 161, 1921, p. 168.

Demling L., Koch H., Classen M. *et al.*, « Endoskopische papillotomie und gallensteinentfernung », *Dtsch Med Wschr,* n° 99, 1974, p. 2255.

Frommhold W., « Ein neuartiges Kontrastmittel für intravenöse Cholecystographie », *Fortsehr Röntgenstr,* n° 79, 1953, p. 283.

Huard P., Do-Xuan-Hop., « La ponction transhépatique des canaux biliaires », *Bull Soc Med-Chir Indochine,* n° 15, 1937, p. 1090.

Lee W. Y., « Evaluation of Peritoneoscopy in Intra-abdominal Diagnosis », *Rev. of Gastroenterology,* n° 9, 1942, p. 133.

Mc Cune W. S., Shorb P. E., and Moscovitz H., « *Endoscpic cannulation of the ampulla of Vater: a preliminary report* », *Annals of Surgery*, n° 167, 1968, p. 752.

Oi I., « Fiberduodenoscopy and endoscopic pancreatocholangiography », *Gastrointest Endosc,* n° 17, 1970, p. 59.

Phillips E. H., Berci G., Carroll B., Daykhovsky L., Sackier J., Paz-Partlow M., « The importance of the operative cholangiography during laparoscopic cholecystectomy », *Annal of Surgery,* n° 56, 1990, p. 792.

Phillips E. H., Carroll B. J., « New techniques for the treatment of common bile duct calculi encounteredduring laparoscopic cholecystectomy », *Probl. Gen. Surg (Special issue),* n° 8, 1991, p. 3.

Prioton J. B., Vialla M., Pous J. G., « Nouvelle technique de Cholangiographie Transhépatique », *J Rad Electrol,* n° 41, 1960, p. 205.

Rabinov K., Simon M., « Peroral Cannulation of Ampulla of Vater for Direct Cholangiography and Pancreatography. Preliminary report of a new method », *Radiology*, n° 85, 1965, p. 693.

Reich A., « Accidental injection of bile ducts with petrolatum and bismuth paste », *JAMA,* n° 71, 1918, p. 1555.

Shaldon S., Barber K. M., Young W. B., « Percutaneous transhepatic cholangiography. A modified technique », *Gastroenterology,* n° 42, 1962, p. 371.

Chirurgie du pancréas : de la dérivation biliaire palliative à la pancréatectomie

1. Un peu d'anatomie pour débuter

Le pancréas est une glande allongée, située en arrière de l'estomac et devant la colonne vertébrale. La tête (partie céphalique) est enserrée dans le cadre duodénal et la queue (partie caudale) se prolonge jusqu'à la rate. Il déverse ses sécrétions dans le duodénum par un canal qui porte le nom de son descripteur, Johann Georg Wirsung (1589-1643), un anatomiste d'origine allemande professant à Padoue. La jonction entre ce canal et le duodénum s'appelle l'ampoule de Vater en mémoire de son découvreur, Abraham Vater (1684-1751). Cette petite cavité reçoit également le cholédoque et est pourvue d'un sphincter musculaire décrit par Ruggero Oddi (1864-1913). Outre le suc pancréatique, le pancréas secrète également des hormones, l'insuline et le glucagon, qu'il déverse directement dans le sang.

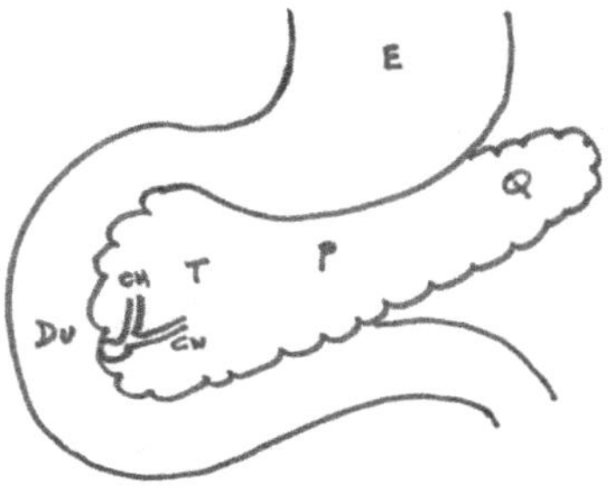

E=estomac DU=duodénum P=pancréas CW= canal de Wirsung

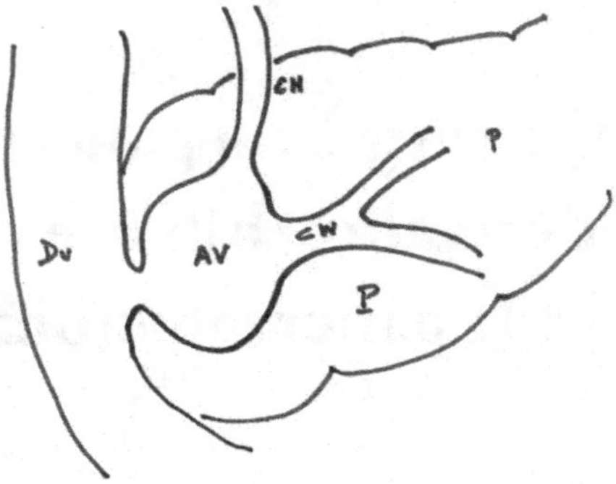

AV=ampoule de Vater CH=cholédoque CW=canal de Wirsung

2. Et un peu de terminologie

Ictère : jaunisse.

Duodénopancréatectomie : ablation en bloc du pancréas et du duodénum.

Dérivation biliaire : procédé destiné à dévier l'excrétion de la bile

***

Cancer du pancréas

Le cancer du pancréas ne se manifeste bien souvent que par des symptômes tardifs : douleurs, amaigrissement et ictère par compression des voies biliaires, ce qui entrave l'écoulement de la bile.

Dans une publication datée de 1761, Giovanni Battista Morgagni (1682-1771), médecin italien considéré comme le père de l'anatomopathologie moderne, décrit plusieurs cas de squirrhes du pancréas qui, malgré l'absence de preuve histologique, sont considérés comme les premières descriptions de cancers pancréatiques. En 1858, au Jefferson Medical College de Philadelphie, Jacob Mendez Da Costa (1833-1900) en rassemble trente-sept observations avec, cette fois, une preuve histologique. L'existence du cancer pancréatique est confirmée.

Dans la deuxième moitié du XIXe siècle, on considère toujours le pancréas comme le Waterloo des médecins et le Trafalgar des chirurgiens tant le diagnostic est difficile et la thérapeutique pour le moins aventureuse. La localisation anatomique qui en rend l'abord extrêmement difficile et le diagnostic, habituellement tardif compte tenu des moyens de l'époque, conduisent à une intervention le plus souvent illusoire. Pour les chirurgiens les plus intrépides, la dérivation de la bile vers l'intestin permet la résolution de l'ictère mais reste évidemment une option purement palliative. C'est le chirurgien russe Nestor Dmitrievic Monastyrski (1847-1888), formé à Vienne et pionnier méconnu de la chirurgie biliaire, qui réalise, en 1887, la première anastomose entre la vésicule et le jéjunum, une cholécystojéjunostomie, pour permettre à la bile de s'évacuer chez un patient porteur d'une tumeur maligne de l'ampoule de Vater. L'intervention précède d'un mois à peine celle de son confrère suisse Otto Alexander Kappeler (1841-1909). Tous deux méritent d'en partager la paternité.

En 1880, à Vienne, Theodor Billroth (1829-1894), le plus célèbre chirurgien allemand du XIXe siècle, étudie la faisabilité de résections pancréatiques chez le chien.

La première ablation d'une tumeur solide de la queue du pancréas chez l'homme est effectuée à Leipzig, en 1882, par Friedrich Trendelenburg (1844-1924), un autre prestigieux chirurgien allemand. En un peu plus d'une heure, il résèque en bloc une tumeur sarcomateuse et sacrifie la rate pour contrôler l'hémorragie. Les suites opératoires sont favorables mais le patient décède en insuffisance respiratoire quelques semaines plus tard. Trendelenburg a entrouvert la voie à la chirurgie pancréatique.

Dans un ouvrage consacré à la chirurgie du pancréas, publié en 1886, un chirurgien militaire américain et professeur à l'université de Chicago, Nicolas Senn (1844-1908), confirme : « Les conditions les plus favorables pour l'ablation sont réunies lorsque la maladie est localisées dans la queue du pancréas. » Il n'est donc pas surprenant que les premières résections couronnées de succès aient lieu sur cette partie de l'organe.

En 1898, Alessandro Codivilla (1861-1912), qui a débuté sa carrière comme chirurgien digestif avant de devenir orthopédiste, est alors chef du service de chirurgie de l'hôpital de Castiglione, dans la province italienne d'Arezzo. Appelé à opérer un patient atteint d'un cancer de la tête du pancréas, il constate en cours d'intervention que la tumeur adhère tellement au duodénum qu'il préfère enlever en bloc la tête du pancréas, la partie distale de l'estomac, le duodénum et une partie des voies biliaires, plutôt que de se risquer à une périlleuse dissection de la tumeur. Il réalise donc, presque contraint et forcé, la première duodénopancréatectomie. Le patient développe une fistule, une diarrhée incoercible et décède au vingt et unième jour. Ce n'est donc pas un succès mais bien une étape importante.

L'année suivante, William Stewart Halsted (1852-1922), un des quatre fondateurs du Johns-Hopkins Hospital à Baltimore, déjà célèbre pour avoir procédé à la première mastectomie radicale en 1894, réussit aussi la première résection d'une tumeur maligne de

ıe Vater. Le patient survit à l'intervention mais meurt plus
ésidives du cancer.

ne année 1899, Giuseppe Ruggi (1844-1925), professeur
sité de Modène, énuclée une tumeur de la tête du pan-
inq ans plus tard, à l'université de Sienne, son compatriote
o Biondi (1855-1914) procède à une résection partielle de
céphalique, toujours en respectant le duodénum.

tre purement palliatif, un professeur de clinique chirurgicale à École de médecine d'Angers, Jacques-Ambrose Monprofit (1857-1922), abouche, cette fois, la vésicule à une anse jéjunale montée en dérivation selon la technique dite Roux-en-Y innovée par César Roux (1857-1934). Cela réduit nettement les infections biliaires couramment observées avec les dérivations précédentes.

De nombreuses expériences, sur des cadavres puis sur des chiens, se succèdent jusqu'à ce que Walther Carl Eduard Kausch (1867-1928), chef de service de chirurgie au Städtisches Augusta-Viktoria-Krankenhaus de Berlin, réussisse la première duodénopancréatectomie curative pour une tumeur maligne de l'ampoule de Vater en 1909. Compte tenu de l'état de dénutrition du malade, le chirurgien décide de procéder en deux temps. Dans le premier temps, il restaure le flux biliaire en reliant la vésicule au jéjunum comme l'avait préconisé Montprofit. Deux mois plus tard, il complète l'intervention en enlevant en bloc la partie distale de l'estomac, le duodénum proximal et une grande partie de la tête du pancréas. Il abouche ensuite la partie caudale à la portion du duodénum laissée en place. Le patient survit neuf mois mais meurt de cholangiolite. Plus audacieux, Georg Hirschel (1875-1963), à Heidelberg en 1914, réalise la même intervention, en un seul temps opératoire, chez un patient qui survit pendant une année.

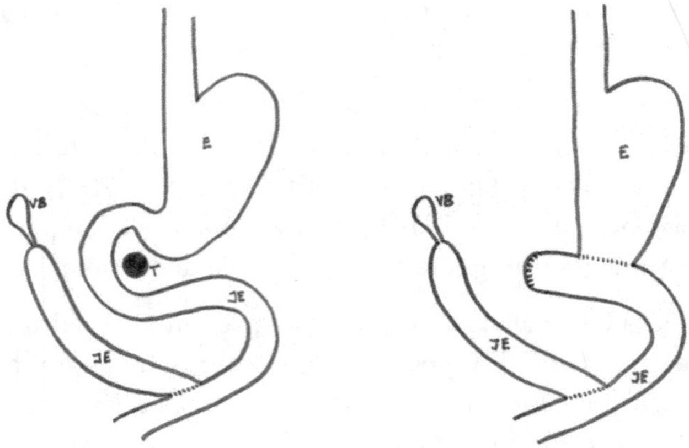

Kausch 1909 (Premier temps) Kausch 1909 (Deuxième temps)
E=estomac T=tumeur VB=vésicule biliaire JE=jéjunum

Malgré ces réussites ponctuelles, les suites opératoires restent grevées d'une mortalité importante. En cause, les diagnostics tardifs obligent très souvent les chirurgiens à des opérations à haut risque et les tragiques fistules pancréatiques sont fréquentes. Seuls deux succès sont encore enregistrés dans les vingt années qui suivent l'intervention de Kausch.

En 1929, Roscoe Graham (1890-1948), que ses compétences ont porté à la tête du service de chirurgie de l'université de Toronto, procède, par énucléation, à la première résection d'une tumeur endocrine, un insulinome, chez un patient qui présente des hypoglycémies depuis plusieurs mois. Pour la petite histoire, Graham est surtout resté célèbre pour avoir été appelé en consultation, dix ans plus tard, par ses collègues américains pour une intervention chirurgicale délicate sur la personne d'Edsel Ford, patron de la Ford Motor Company.

Le succès de quelques résections pancréatiques réussies éveille alors l'intérêt pour la chirurgie pancréatique en général. À partir de 1934, Allen Oldfather Whipple (1881-1963), professeur de chirurgie à la Columbia University à New York, modifie pas à pas la technique opératoire de ses prédécesseurs en publiant régulièrement ses résultats. En 1935, lors d'un meeting de l'American Surgical Association à Boston, il rapporte trois observations de résection, en deux temps, pour des tumeurs malignes de l'ampoule de Vater. Le premier temps consiste à ligaturer la voie biliaire principale et à aboucher la vésicule et le jéjunum à l'estomac. Le deuxième emporte le duodénum et la tête du pancréas dont la partie restante est obturée. La queue du pancréas est toujours préservée pour éviter un diabète par manque d'insuline.

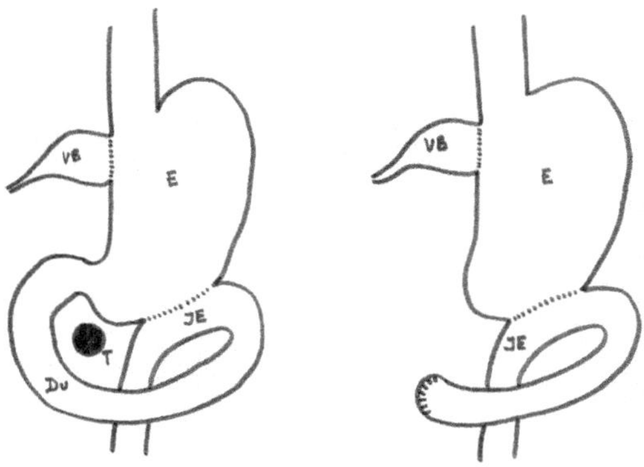

Wipple 1935 (Premier temps) *Wipple 1935 (Deuxième temps)*
VB=vésicule biliaire E=estomac T=tumeur DU=duodénum JE=jéjunum

La découverte de l'insuline en 1937 et son utilisation quelques années plus tard vont ouvrir la voie aux pancréatectomies totales, sans devoir préserver la queue de l'organe.

Les résultats obtenus par Whipple sur les tumeurs de l'ampoule de Vater conduisent Alexander Brunschig (1901-1969), futur professeur de chirurgie à l'université de Chicago, à pratiquer avec succès, grâce à l'insuline, une pancréatectomie totale pour une tumeur maligne de la tête du pancréas en 1937.

En 1938, Whipple modifie son intervention en abouchant la vésicule sur une anse grêle montée selon la technique Roux-en-Y et, un peu après, réussit de même au départ du cholédoque : la première cholédochojéjunostomie. L'expérience le conduit en 1945 à réaliser la première pancréatectomie céphalique en un seul temps opératoire. L'intervention consiste en une gastrectomie partielle, une duodénectomie totale, une résection de la tête du pancréas et une cholodochojéjunostomie.

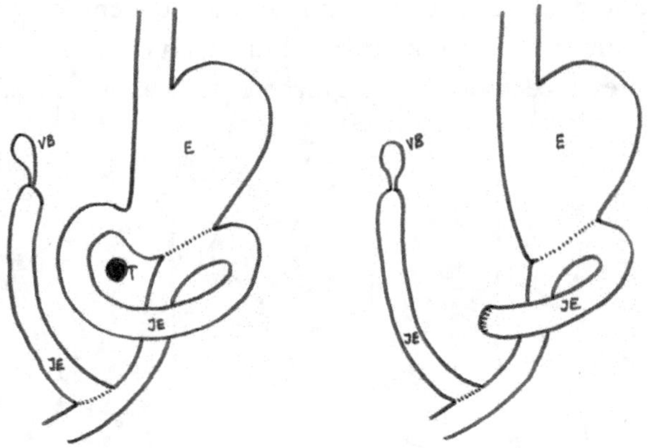

Wipple 1938

Premier temps *Deuxième temps*

E=estomac T=tumeur VB=vésicule biliaire JE=jéjunum

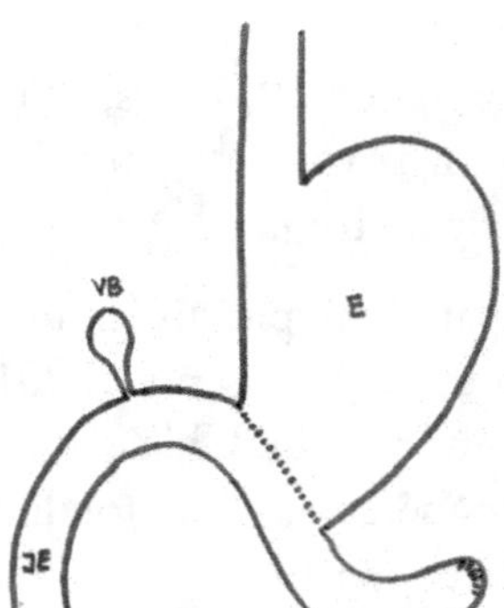

Wipple 1945

E=estomac VB=vésicule biliaire JE=jéjunum

Pour éviter les malaises consécutifs aux gastrectomies (dumping syndrome) et les ulcères jéjunaux qui sont fréquents, Kenneth Watson, un chirurgien anglais de l'East Surrey, décide de conserver le pylore. En 1944, il procède selon la technique de Whipple en deux temps mais évite la gastrectomie partielle et abouche directement le début du duodénum au jéjunum. Bien plus tard, en 1978, L. William Traverso et William Polk Longmire, Jr (1881-2003), un des fondateurs d'UCLA School of Medecine, cautionnent la technique et c'est Longmire qui lui laisse son nom !

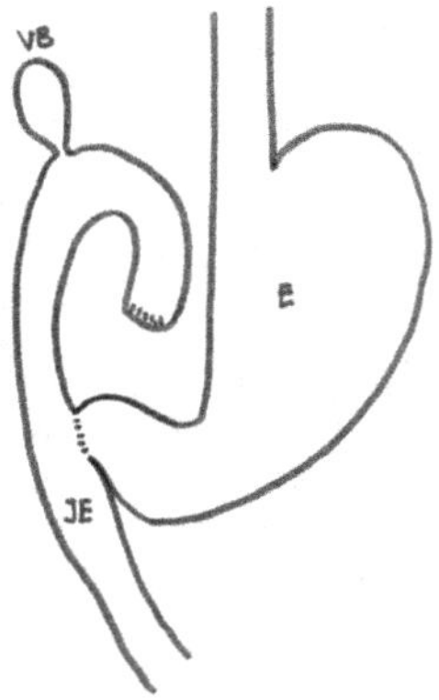

Watson 1944-Longmire Jr 1978
E=estomac VB=vésicule biliaire JE=jéjunum

Au cours des années qui suivent, de nombreuses études se succèdent pour déterminer la meilleure technique opératoire : la pancréaticoduodénectomie de Whipple ou la pancréaticoduodénectomie préservant le pylore de Longmire. Les résultats sont peu concluants et parfois contradictoires. La seule différence, récemment démontrée en faveur de l'opération de Longmire, est une réduction des pertes sanguines durant l'intervention. Seule l'expérience progressive des équipes chirurgicales, couplée aux développements de l'imagerie radiologique, aux progrès de l'anesthésie et de la réanimation, permet progressivement de réduire la mortalité opératoire en dessous de 5 % à la fin les années 1980.

La chirurgie pancréatique sous cœlioscopie fait son apparition dans les années 1990. Elle est initialement utilisée pour compléter le bilan des cancers du pancréas et éviter des interventions inutiles lors de la présence de métastases à distance ayant échappé aux investigations non invasives. En 1994, au département de chirurgie de l'Université de Montréal, Michel Gagner et Alfons Pomp mènent à bien la première pancréaticoduodénectomie cœlioscopique pour une pancréatite chronique limitée à la portion céphalique chez un patient porteur d'une anomalie, un pancréas divisum. Au début, les difficultés d'accès à l'organe réservent la cœlioscopie aux résections caudales, qui restent les meilleures indications, même si l'évolution des techniques permet actuellement, avec succès, des énucléations et des duodénopancréatectomies céphaliques.

Enfin, ces dernières années, la chirurgie robotisée apporte les avantages de la vision en 3D et du confort pour le chirurgien. Elle semble réduire encore la mortalité et la morbidité opératoires et permettre un meilleur contrôle oncologique des résections.

RÉFÉRENCES

Biondi D., « Contributo clinico e sperimentale alla chirurgia del pancreas », *Clin Chir,* n° 4, 1896, p.131.

Brunschwig A., « Resection of head of pancreas and duodenum for carcinoma. Pancreatoduodenectomy », *Cancer J Clin,* n° 24, 1974, p 363.

Da Costa J., *On the morbid anatomy and symptoms of cancer of the pancreas*, Philadelphia, J. B. Lippincott and Co., 1858.

Gagner M., Pomp A., « Laparoscopic pylorus-preserving pancreatoduodenectomy », *Surg Endosc,* n° 8, 1994, p. 408.

Halsted W. S., « Contributions to the surgery of the bile passages, especially of the common bile-duct, *Bost Med Surg J,* n° 141, 1899, p. 645.

Hoxard J. M., « History of pancreatic head resection: the evaluation of surgical technique », *Am J Surg,* n° 194, 2007, pp. 6-10.

Kausch W., « Die Resektiún des mittieren Duodenums-eine typische Operation, Vorläufige Mitteilung ». *Zentralblatt für Chirurgie*, n° 39, 1909, p. 1350.

Monprofit A., « On Cholecystenterostomy in the form of a "Y." », *Br Med J*, n° 2, 1908, p. 991.

Morgagni G. B., *De sedibus et causis morborum per anatomen indagatis libri quinque*, Venice, Remondini, 1761.

Ruggi G., *Intorno ad un caso di carcinoma primitivo del pancreas, curato e guarito coll'asportazione del tumore*, Napoli Giorn Internaz Sci Med, 1890.

Schnelldorfer T., Sarr M. G., « Alessandro Codivilla and the first Pancreatoduodenectomy », *Arch Surg*, n° 144, 2009, pp. 1179-1184.

Senn N., « Surgery of the pancreas as based upon experiment and clinical researches », *Trans Am Surg Assoc*, n° 4, 1886, p. 99.

Traverso L. W, Longmire W. P., « Preservation of the pylorus in pancreaticoduodenectomy », *Surg Gynecol Obstet*, n° 146, 1978, p. 959.

Watson K., « Carcinoma of the ampulla of Vater. Successful radical excision », *Brit J Surg*, n° 31, 1944, p. 368.

Whipple A. O., Parsons B, Mullins C. R., Treatment of carcinoma of the ampulla of Vater, *Annals of Surgery*, n° 102, 1935, p. 763.

Chirurgie bariatrique

La chirurgie bariatrique comporte une série de techniques qui ont évolué au cours du temps pour aider les patients atteints d'obésité morbide et non pas pour venir en aide à ceux qui sont atteints d'une affection digestive.

Les premiers bégaiements de cette chirurgie particulière remontent au milieu du XXe siècle. Les résections de l'intestin grêle, des anastomoses jéjunojéjunales et jéjunocoliques tentées initialement par Arnold Kremen (1914-2006) et Richard Varco (1912-2004), tous deux chirurgiens à l'université du Minnesota, entraînent des complications digestives et métaboliques telles qu'elles sont rapidement abandonnées.

En 1965, dans la même université, Edward E. Mason (1899-1992) est en congé sabbatique pour préparer une publication. C'est à cette occasion qu'il imagine, pour traiter l'ulcère de l'estomac, de remplacer la traditionnelle gastrectomie innovée par Billroth en 1885 par une simple anastomose définitive entre l'estomac et le jéjunum, une gastro-entérostomie. Après quelques essais chez le chien, il décide, en 1967, d'opérer six patients. Les interventions s'avèrent toutefois inefficaces sur l'évolution des ulcères mais un des patients, obèse auparavant, subit une perte de poids considérable. Cet effet secondaire imprévu fait de Mason l'initiateur de la chirurgie bariatrique et sa célébrité puisqu'il devint par la suite président de l'American Society for Metabolic and Bariatric Surgery, participa à l'élaboration du Bariatric Surgery Register et resta une référence jusqu'à la fin de sa vie dans le monde de la chirurgie de l'obésité.

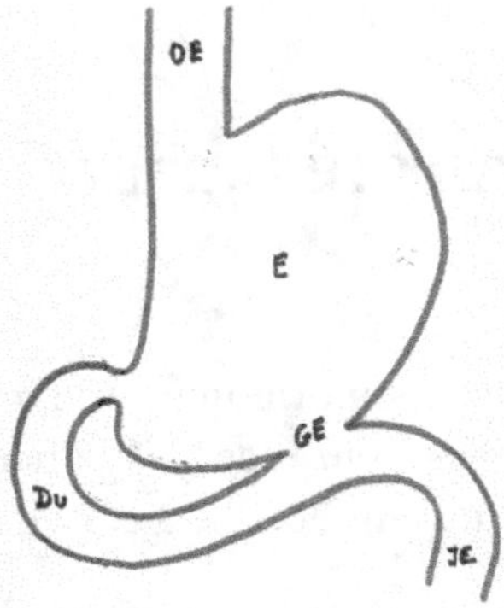

Mason 1967
Œ=œsophage E=estomac DU=duodénum GE=gastroentérostomie JE=jéjunum

Comme certains patients opérés présentent des vomissements bilieux parfois très incommodants, Ward O. Griffen, à l'université du Kentucky à Lexington, suggère, en 1977, de remplacer l'intervention de Mason par une anastomose de type Roux-en-Y.

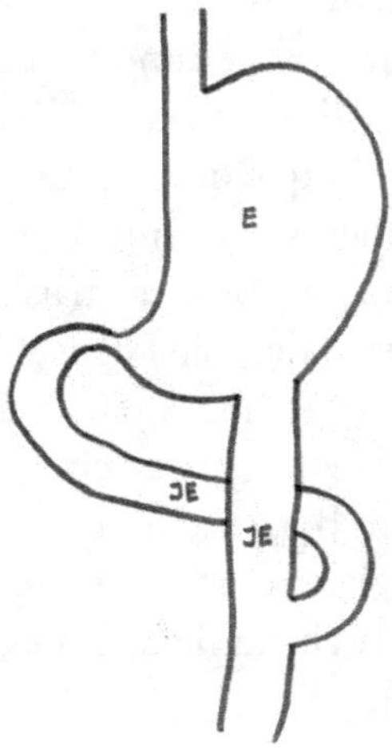

Griffen 1977
E=estomac JE=éjunum

En 1979, à l'université de Gênes, Nicola Scopinaro ajoute une dérivation biliaire à la dérivation gastrique pour combiner les bénéfices de la restriction de volume et de la réduction de l'absorption intestinale. Après une gastrectomie distale, il sectionne l'intestin grêle à mi-distance entre le duodénum et le cæcum. Il réalise alors une gastro-entérostomie selon Roux-en-Y et implante l'anse montée cinquante centimètres en amont du cæcum.

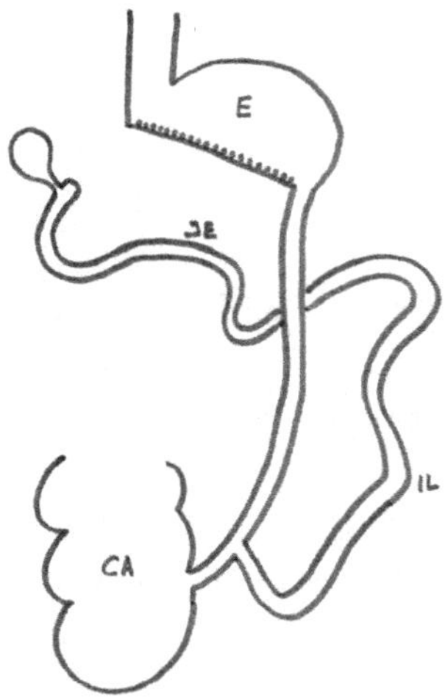

Scopinaro 1979
E=estomac JE=jéjunum IL=iléon CA=caecum

Ces dérivations du bol alimentaire entraînent immanquablement d'importants problèmes d'anémie et de malabsorption des sels minéraux et des vitamines. Aussi, en 1980, Mason, qui semble s'investir pleinement dans la chirurgie de l'obésité, s'oriente vers un tout autre abord chirurgical. Il imagine de réséquer une bande verticale de l'estomac, tout le long de la grande courbure, pour en réduire le volume sans altérer le processus de digestion. En 1982, il propose encore une autre solution : la mise en place d'un anneau sur la petite courbure gastrique après avoir réduit le volume de la poche à air par une suture verticale par agrafage, suivie ou non de section.

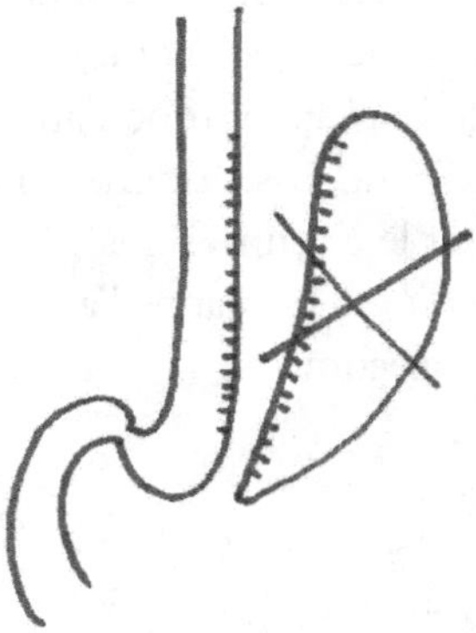

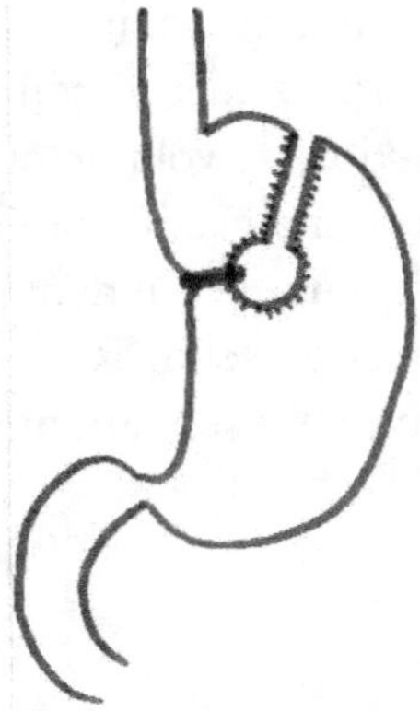

Mason 1980 *Mason 1982*

En 1983, au Saint Barnabas Medical Center de Irvington, un chirurgien d'origine polonaise, Lubomyr Kuzmak, confie le soin de réduire le volume de la cavité gastrique à un anneau de silicone qui enserre la partie haute de l'estomac. Pour que le diamètre de l'anneau soit modulable en fonction de l'évolution pondérale et du confort du patient, Kuzmak le modifie en 1986 en y incluant une connexion cutanée permettant d'en faire varier le diamètre par injection de liquide.

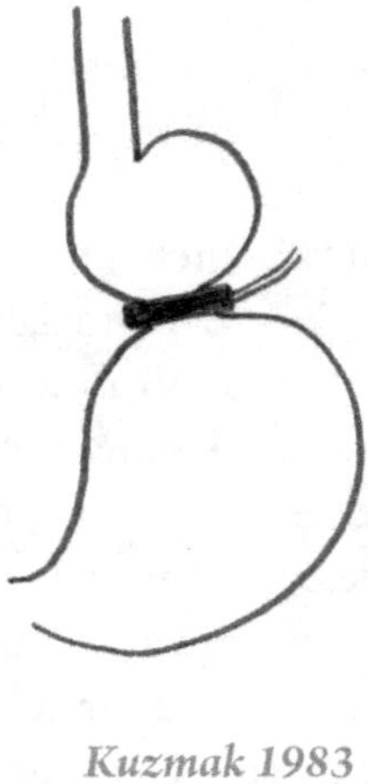

Kuzmak 1983

En 1982, à Copenhague, pour éviter de recourir à la chirurgie, O. G. Nieben apporte un nouveau regard sur le traitement interventionnel de l'obésité morbide. Pour réduire le volume disponible et entraîner une satiété précoce, il introduit un ballon dans l'estomac, le gonfle et le libère de toute attache. L'intervention est simple. En 1985, Michael L. Garren publie les résultats des premiers essais du Garren-Edwards Gastric Bubble. La technique est validée par la Food and Drug Administration (FDA).

Au cours des années suivantes, diverses modifications sont apportées à la forme et à la structure des ballons, principalement en Europe et en Amérique du Sud. Un marqueur radio-opaque permet de repérer le ballon et l'eau se substitue à l'air pour assurer un meilleur maintien. Les résultats sont toutefois comparables, sans réel avantage. Aucune de ces modifications n'a plus l'approbation de la FDA et la technique est pratiquement abandonnée en 1992 en raison des effets secondaires et de résultats malheureusement transitoires avec une reprise fréquente de poids après le retrait du ballon.

En mars 1988, Douglas S. Hess, un chirurgien pratiquant à Bowling Green dans l'Ohio, réalise la première résection longitudinale de l'estomac et l'abouche au jéjunum. Dix ans plus tard, ce premier patient est en parfaite santé. Il a perdu 88 % de son surpoids et son indice de masse corporelle est passé de 46 à 26. Hess affirme, qu'en matière de réduction pondérale, les résultats sont meilleurs qu'avec les interventions précédentes. Son procédé passe à la postérité sous le nom de Sleeve gastrectomy.

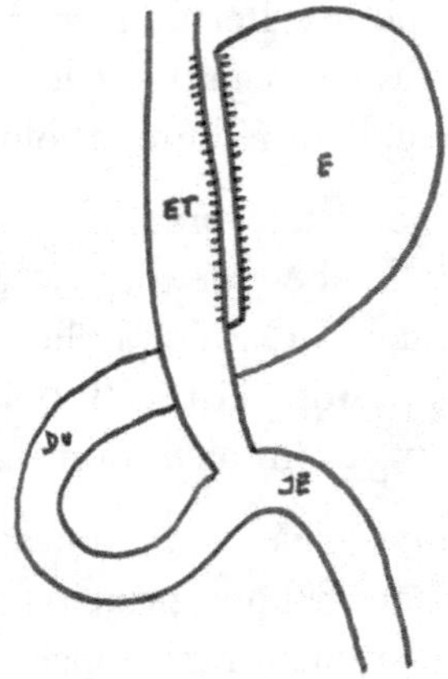

Hess 1988
ET=estomac tubulisé E=estomac DU=duodénum JE=jéjunum

Au début des années 1990, dans le comté de Bregen du New Jersey, Mathias Fobi et Rafael Capella modifient l'intervention de Scopinaro en ajoutant un anneau de propylène juste au-dessus d'une gastrojéjunostomie haute sans modifier la dérivation gastrique. Cet anneau empêche toute dilatation ultérieure de l'anastomose et semble donner de meilleurs résultats sur la perte de poids à long terme.

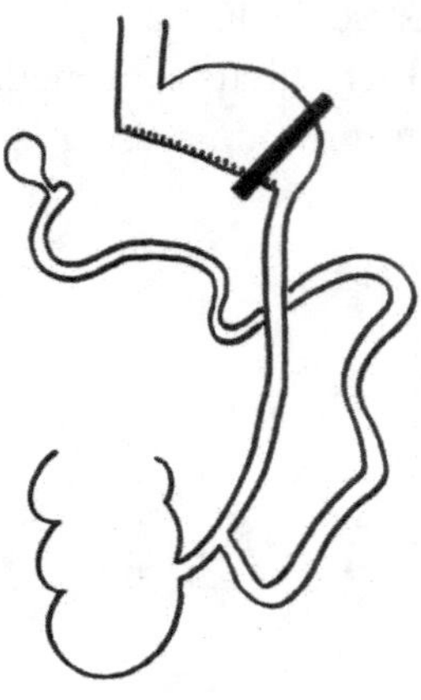

Fobi et capella 1990

La laparoscopie s'invite alors dans le champ opératoire. En 1992, à l'université libre de Bruxelles, Guy-Bernard Cadière met en place un anneau de Kuzmak classique par laparoscopie. La même année, Alan Wittgrove et G. Wesley Clark, co-directeurs d'un programme privé de chirurgie bariatrique à San Diego, réalisent le premier bypass selon Roux-en-Y par voie laparoscopique.

En 1997, Robert Rutledge propose alors le mini gastric bypass. Il crée un tube étroit le long de la petite courbure et y abouche une anse intestinale située à mi-distance entre l'estomac et le cæcum.

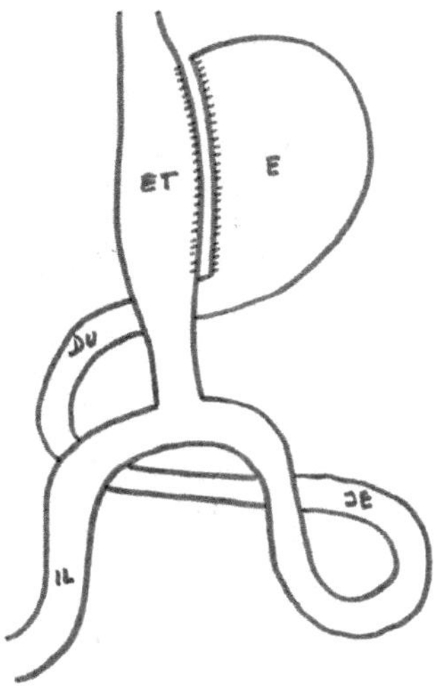

Rutledge 199
ET=estomac tubulisé E=estomac DU=duodénum JE=jéjunum IL=iléon

En 1999, C. J. Ren réalise, par voie laparoscopique, le premier détournement de la bile après sleeve gastrectomy. La même année, pour réduire la fréquence des complications chez les patients en obésité morbide, Michel Gagner pratique la première dérivation duodénale en deux temps par laparoscopie à la Cleveland Clinic. Le premier temps est une sleeve gastrectomy. Après réduction pondérale, le deuxième consiste en une dérivation duodénale.

L'année suivante, Michael McMahon, à l'université de Leeds en Angleterre, partisan de la Sleeve gastrectomy, développe un nouveau concept sous le nom de Magenstrasse and Mill. La section entre l'estomac et le manchon est incomplète. L'intervention est moins délabrante et a le grand mérite d'être réversible.

En 2007, à l'université de Téhéran, pour réduire le volume gastrique, Mohammad Talebpour propose une plicature par laparoscopie de toute la face antérieure par un long surget. Les résultats sont comparables mais l'auteur reconnaît que l'intervention est longue et nécessite de l'expérience.

Le système EndoCinch, innové en 1980 par C. Paul Swain pour corriger le reflux œsophagien et approuvé en 2000 par la FDA, est utilisé, en 2006, par la firme C. R. Bard pour permettre une plicature verticale de la paroi gastrique.

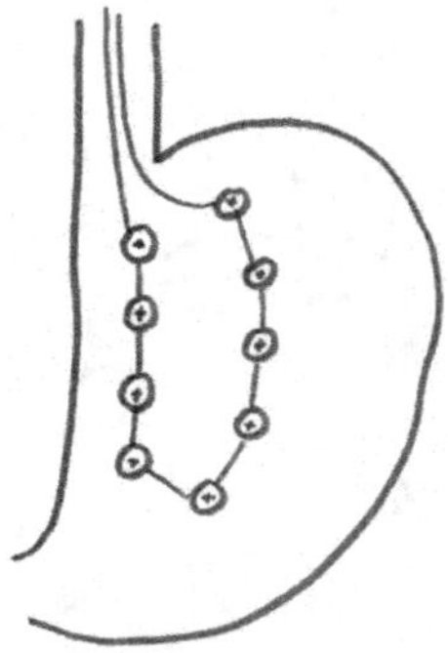

Bard 2006

Plusieurs systèmes sont également envisagés pour réduire la taille de l'anastomose gastrojéjunale réalisée lors d'un bypass antérieur si elle s'est élargie avec le temps. Outre les injections sclérosantes peu efficaces, plusieurs types de sutures endoscopiques sont proposés ainsi que la mise en place de diverses prothèses : Incisioness Operating System en 2009, StomaphiX, OverStitch Endoscopic Suturing System and OTSC(R)-Clip. En 2010, Stacy A. Brethauer, au Digestive Disease Institute de Cleveland, définit l'utilisation d'un Restore Suturing System et rend possible son exécution en chirurgie de jour.

En 2014, à Houston, toujours pour pallier au fait que la Sleeve gastrectomy soit irréversible, Elias Darido, après des essais sur l'animal, propose de ne pas sectionner l'estomac mais de limiter son volume par une invagination du fundus avec anastomose dans l'antre. Il la nomme : Invagination sleeve gastrectomy.

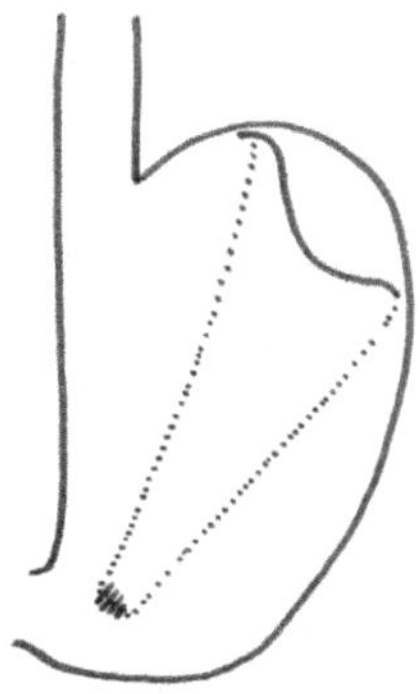

Darido 2014

RÉFÉRENCES

Buchwald H., Rucker R. D., « The history of metabolic surgery for morbid obesity and a commentary », *World J Surg*, n° 5, 1981, p. 781.

Mason E. E., Ito C., « Gastric bypass in obesity », *Surg Clin North Am*, n° 47, 1967, p. 1345.

Scopinaro N., Gianetta E., Civalleri D., Bonalumi U., Bachi V., « Two years of clinical experience with biliopancreatic bypass for obesity », *Am J Clin Nutr*, n° 33, 1980, p. 506.

Mason E. E., « Vertical Banded Gastroplasty for Obesity », *Arch Surg*, n° 117, 1982, p. 701.

Kuzmak L., « A review of seven years experience with silicone gastric banding », *Obes Surg*, n° 1, 1991, p. 403.

Nieben O. G., Harboe H., « Intragastric balloon as an artificial bezoar for treatment of obesity » , *Lancet,* n° 23, 1982, p. 198.

Garren M. L., Garren L. R., Giordano F., « The Garren gastric bubble. A treatment of the morbid obese », *Endosc Rev,* n° 2, 1984, p. 57.

Hess D. S., Hess D. W., « Biliopancreatic Diversion with a Duodenal Switch », *Obes Surg,* n° 8, 1998, p. 267.

Cadière G. B., Bruyns J., Himpens J., Favretti F., « Laparoscopic gastroplasty for morbid obesity », *Brit J Surg,* n° 81, 1994, p. 1524.

Rutledge R., « The mini-gastric bypass: experience with the first 1274 cases », *Obes Surg,* n° 11, 2001, p. 76.

Ren C. J., Patterson E., Gagner M., « Early results of laparoscopic biliopancreatic diversion with duodenal switch: a case series of 40 consecutive patients », *Obes Surg,* n° 10, 2000, p. 514.

Talebpour M., Amoli B. S., « laparoscopic total gastric vertical plication in morbid obesity », *J Laparoendosc Adv Surg Tech,* n° 17, 2000, p. 793.

Ryou M., Thompson C. C., « Current Status of Endolumenal Bariatric Procedures for Primary and Revision Indications », *Gastrointest Endosc Clin N Am,* n° 21, 2011, p. 315.

Brethauer S. A., Chand B., Schauer P. R., Thompson C. C., « Transoral gastric volume reduction for weight management : technique and feasibility in 18 patients », *Surg Obes Relat Dis,* n° 6, 2010, p. 689.

Darido E., Overby W., Brownley K. A., *et al.*, « Evaluation of gastric fundus invagination for weight loss in a porcine model », *Obes Surg,* n° 22, 2012, p. 1293.

Épilogue

Quand on ose, on se trompe souvent.
Quand on n'ose pas, on se trompe toujours.

Romain Rolland

Que cet ouvrage soit dédié à tous les audacieux chirurgiens, célèbres ou moins connus, qui, ayant pressenti que la survie des patients qui leur étaient confiés dépendait d'une intervention chirurgicale, l'ont imaginé, ont osé la tenter et ont réussi une « grande première ».

Qu'il soit également dédié à tous les infortunés chirurgiens qui les avaient imaginés, les avaient tentés sans réussir mais aussi sans démériter tant les conditions de l'époque n'étaient pas favorables et le moment sans doute pas venu.

Tous ces innovants pionniers confondus ont largement droit à notre plus profonde gratitude.

Avec mes remerciements à mon fils Patrick pour ses lectures attentives, ses corrections et ses remarques constructives.

De nombreux documents originaux ont été consultés sur les sites des bibliothèques des universités Cornell, Columbia et de l'Illinois, de la Harvard University Library, de la Virtual Library, des bibliothèques des facultés de médecine de Montpellier, de Bordeau et de Strasbourg, de la Bibliothèque Nationale de France (gallica.be), de BIUM (bibliothèque interuniversitaire de médecine), et des bibliothèques des facultés de médecine de l'université catholique de Louvain et de l'université libre de Bruxelles.

Table des matières

Parus dans la même collection

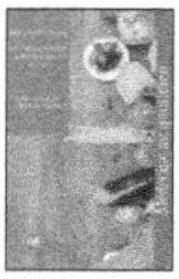

Céline Lefebvre, Charlotte Nicolas, *Les végétarismes. Chez l'enfant, l'adolescent, la femme enceinte et allaitante*, ISBN : 978-2-8066-3724-6 • 2021 • **17 €.**

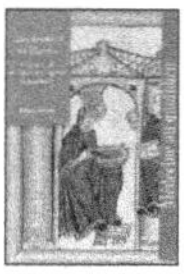

Robert Askenasi, *L'art de guérir au féminin. Essai sur le rôle des femmes dans l'histoire de la médecine*, ISBN : 978-2-8066-3717-8 • 2019 • **11,50 €.**

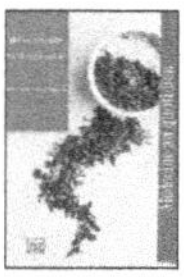

Jean-Louis Vanherweghem, *Herbe maudite. Une chronique médicale*, ISBN : 978-2-8066-3676-8 • 2019 • **14,50 €.**

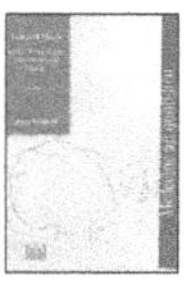

Anne Reinbold, *Lison et Olivia. Histoires de sages-femmes, sages-femmes dans l'Histoire*, ISBN : 978-2-8066-3616-4 • 2017 • **14,50 €.**

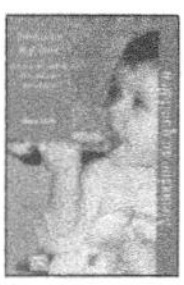

Marie-Josée Mozin, *Diététicienne de pédiatrie. Naissance et évolution d'une profession passionnante*, ISBN : 978-2-8066-3591-4 • 2017 • **11,50 €.**

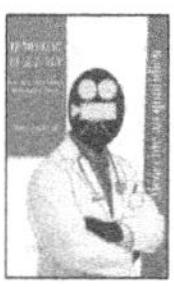

Robert Askenasi, *Le médecin et le 7e art. Essai sur la représentation du médecin au cinéma*, ISBN : 978-2-8066-3556-3 • 2016 • **12 €.**

...

Découvrez nos parutions sur www.eme-editions.be

www.ingramcontent.com/pod-product-compliance
Lightning Source LLC
LaVergne TN
LVHW010932051026
849532LV00003B/959